健康になる「爪もみ」

悪いものを爪先からどんどん排出！

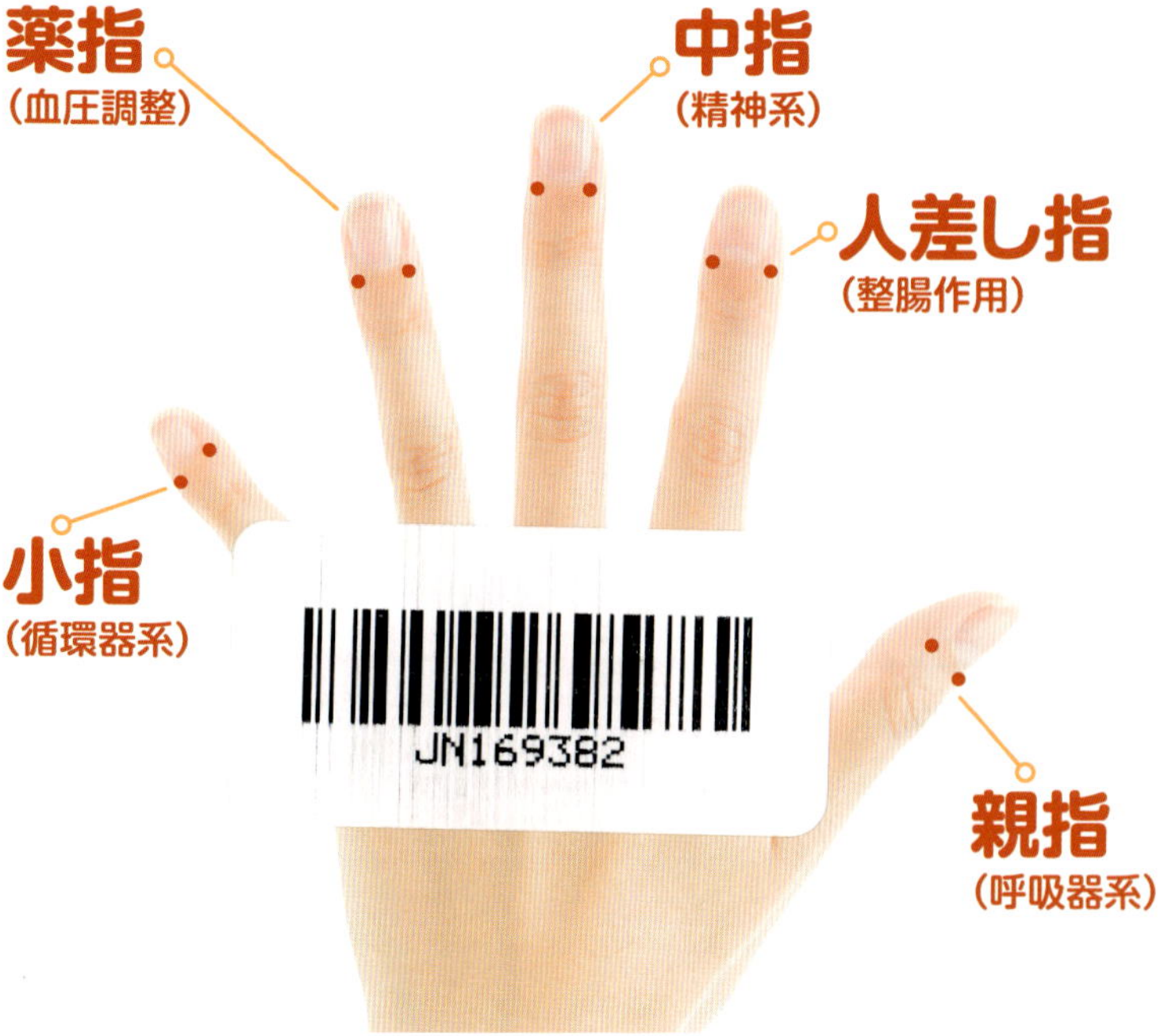

薬指
（血圧調整）
中指
（精神系）
人差し指
（整腸作用）
小指
（循環器系）
親指
（呼吸器系）

基本のもみ方

すべての指をそれぞれ10秒ずつもんで1セットです。1日3セットを目安に、毎日おこないましょう。

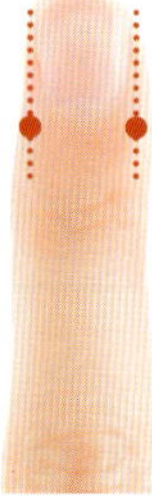

爪の横幅のもっとも広い位置から、爪の根元までまっすぐ線をのばした場所をもみます。

キリトリ線

薬指（胆汁強化）

- 胆のうのはたらきを強化し、脂肪分解を促進。
- 血液のうっ滞をゆるめ、血の巡りを強化。
- 長年つまった頑固なこりをゆるめる。

中指（消化器系・胃）

- 消化ホルモンの分泌を活発にする。
- 血糖値の調整。

人差し指（消化器系・食道）

- 消化のはたらきをUP。
- とくに上腹部のつかえに有効。
- 胃もたれや胸焼けを緩和。

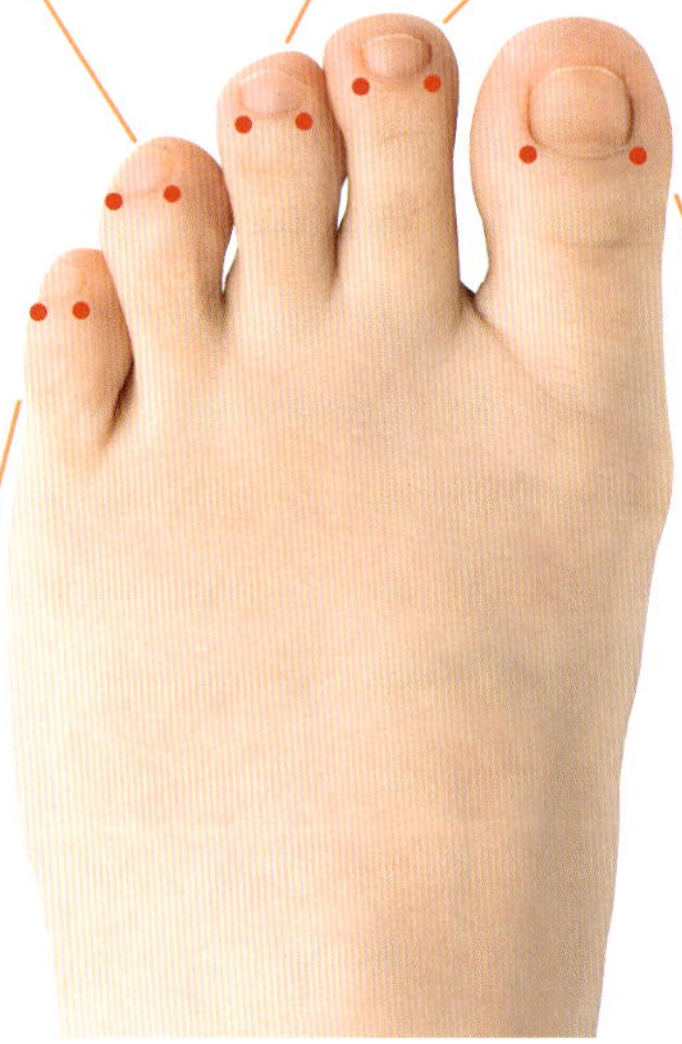

親指（新陳代謝）

- ストレスをゆるめ、血の巡りをよくして冷えを解消。
- 貧血など、血液の不足を補強。
- イライラをゆるめる。
- 水分の停滞を解消し、むくみを緩和。

小指（泌尿器系）

- 腎臓や膀胱の力を高め、排泄系を強化。
- 生殖器系を強化。前立腺や子宮、卵巣のはたらきを高める。
- 腰や足の血流を改善して、腰痛や足のだるさを軽減。

キリトリ線

薬指（血圧調整）

- 交感神経を刺激して代謝をアップする。
- 血圧調整。
- 耳の三半規管に作用し、めまいを解消。

中指（精神系）

- 緊張をしずめて、ストレスに対する抵抗力を高める。
- 不安感を緩和。
- 不眠を緩和。

人差し指（整腸作用）

- 便秘を解消する。
- 心と体の緊張をゆるめる。
- のぼせ、ほてりを抑える。

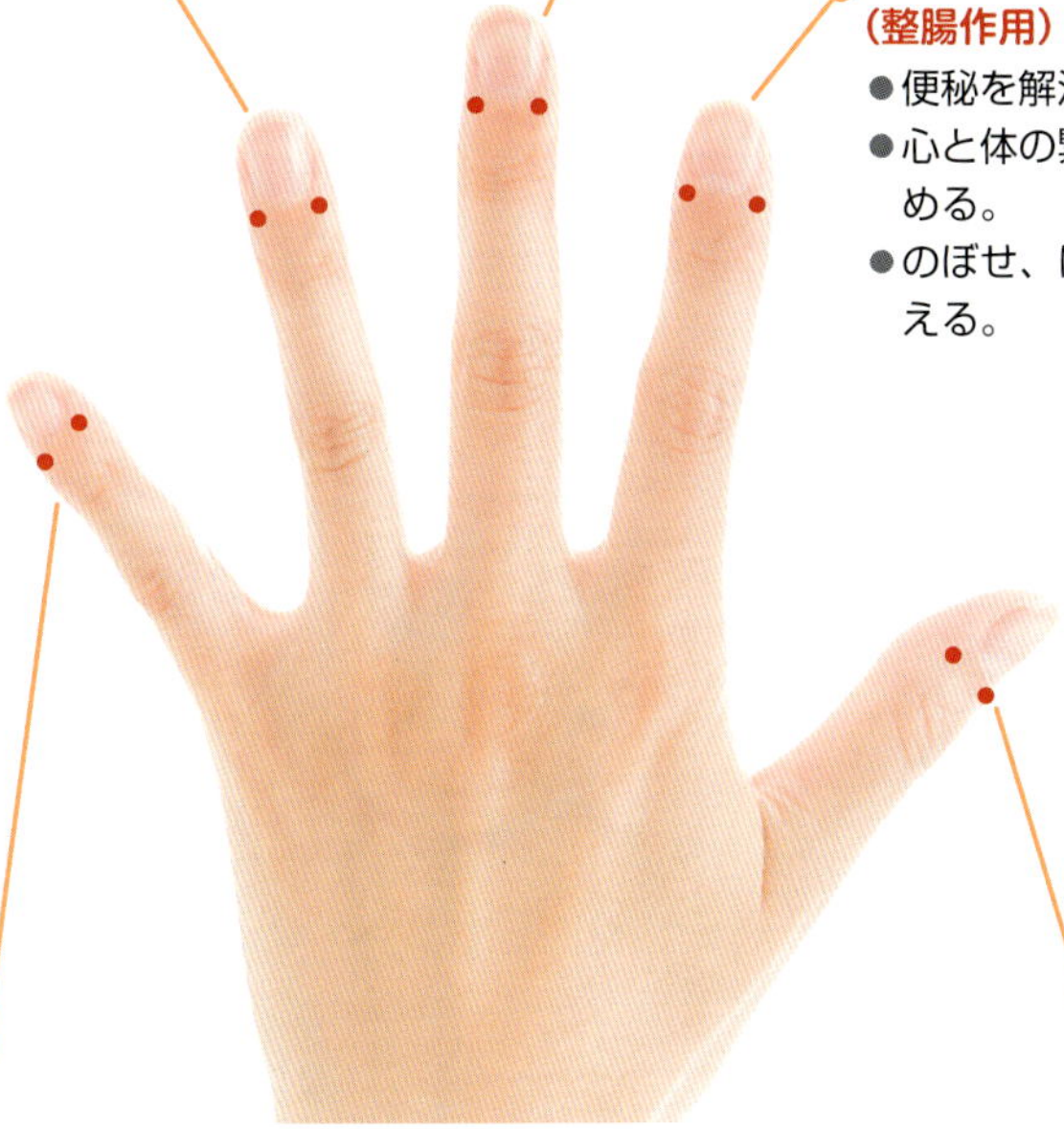

小指（循環器系）

- 心臓の動悸を抑える。
- 循環器系を刺激して代謝をアップする。
- 血管のつまりや汚れを改善。

親指（呼吸器系）

- 肺を強化して風邪をシャットダウン。
- 鼻炎やアレルギーなどを緩和。
- 肌あれに効果あり。

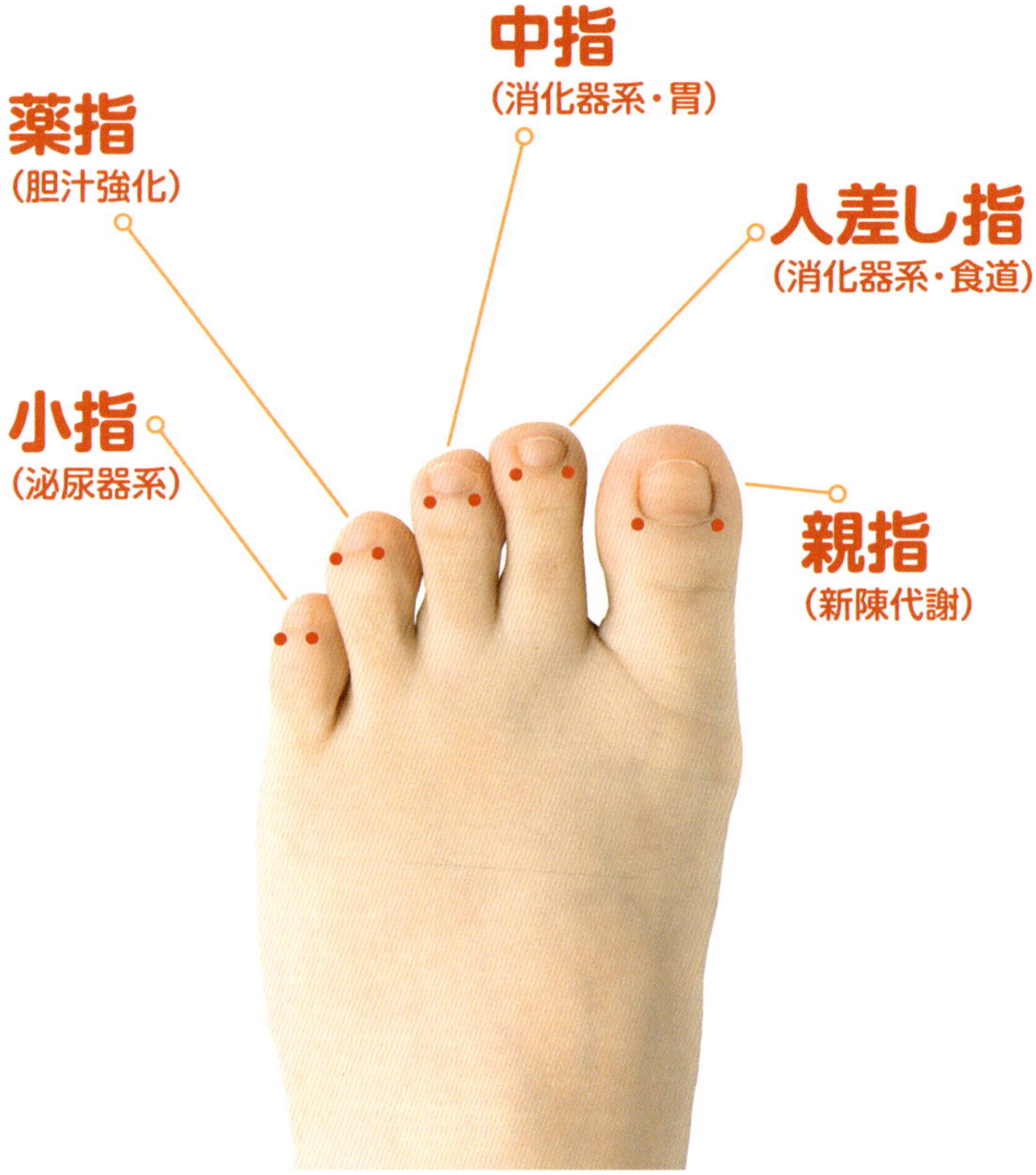
中指
（消化器系・胃）
薬指
（胆汁強化）
人差し指
（消化器系・食道）
小指
（泌尿器系）
親指
（新陳代謝）

基本のもみ方

すべての指をそれぞれ10秒ずつもんで1セットです。1日3セットを目安に、毎日おこないましょう。

爪の横幅のもっとも広い位置から、爪の根元までまっすぐ線をのばした場所をもみます。

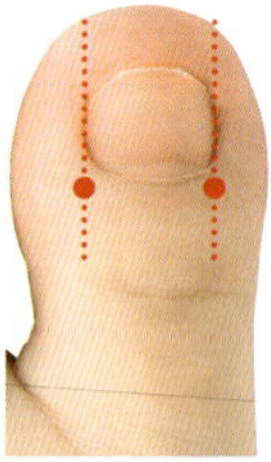

1回10秒でぐんぐん毒が出る

効く！
爪もみ

鳴海理恵［著］
一般社団法人
気血免疫療法会［監修］

河出書房新社

はじめに

「免疫力」という言葉、最近ようやく、よく聞くようになってきました。

「免疫力」とは、わたしの父、故、福田稔が20年ほど前に、外科医であったにもかかわらず県立病院で言い出した言葉です。

「手術をすると死ぬぞ！　薬を飲むと病気になるぞ！　免疫力が下がってしまう！」

医者がこんなことを言うなんて、当時では考えられないことです。

父は、「俺は人を治すために手術をしたはずなのに、5年後に悪くなってしまう。俺は殺すために手術をしているわけじゃない」とも言っていました。

そして、あっという間に病院を追われることになりました。

薬を使わない医者は、病院にとっては邪魔者です。

「おかしな教祖様が何か言っているぞ」と、医者仲間は父と口もきかなくなりました。

最近になって医師の方々がメディアで免疫力を語っているのをみると、わたしは、ついうらやましく思ってしまいます。

恐ろしいほど叩かれ、孤独な思いをした父の後ろ姿を忘れられないからです。

しかしながら、私の父は決してそんなことで音をあげたりはしませんでした。

そして、「俺は人を生かすための治療をする！　免疫力を上げる！」と新たな治療法に取り組みました。

その治療法のホームケア版として誕生したのが、「爪もみ」です。

いま、世のなかには情報があふれ、錯そうしています。

テレビで「この食べ物が免疫にいい！」と紹介されれば、次の日にはその食べ物は売り切れ。そんなことのくりかえしです。

ヨーグルト？　スムージー？？　ココナッツオイル？？？

血液のなかの免疫の要である、リンパ球を培養すればいい？？？？

それが本当の免疫力といえるでしょうか？

結局は免疫力が上がったかどうかもわからないまま、商業におどらされているだけです。

わたしが取り組んでいる気血免疫療法には、本当の免疫力をつけるための３つの絶対必要条件があります。

●血流自体の流れを壊さない、血の質を落とさない（血流をよくする、血を強くする）
●自律神経の反応を鈍らせない、壊さない（自律神経の反応をよくしながら、安定させる）
●体のなかに毒性の強いものを入れない、排出する力を妨げない（毒をとらず、毒を出す）

世の健康法のほとんどが、大抵この条件のどれかにひっかかります。

バナナやスムージー、ココナッツオイルのような季節感、土地感や体質に合わない偏ったものを食べても、自律神経は乱れます。

そして夏の季節のような食べ方は、体を冷やして血流を滞らせてしまいます。

本来、免疫は体からわき出るもの。

血流〇K！　自律神経〇K！　毒出し〇K！

この条件が揃うものを選んでください。

爪もみはこの３つの条件をバッチリ満たす、簡単で手軽な健康法です。

免疫力という最強の薬は、あなたの体のなかにあります。

あとは、それを引き出すだけなのです。

体には免疫力を目覚めさせるスイッチがある。

この自己免疫力を目覚めさせるスイッチ、爪もみをうまく利用して、あなたの本当の免疫力と出会ってください。

気血免疫療法会 ＶＥ＆ＢＩ治療院 院長　鳴海　理恵

もくじ

第3章［実践編］症状別・爪もみ法……69

第1章

爪もみで健康になる

爪もみ健康法とは？

爪をもむだけで免疫力が高まる

爪もみには、自己免疫力を高める力があります。
爪をもむと、病気に打ち勝てる本来の体に近づくことができます。

爪もみは、いたって簡単。爪の生えぎわを自分の指先でただ刺激するだけです。

特別な道具はいっさい不要です。
薬を飲んだときにおこるような副作用もまったくありません。

爪は、ご自身ですぐにケアできる最大有効ツボです。薬やサプリなどは使わず、人それぞれの滞っている体のつまりをほぐします。

爪もみは全身の血行をよくする

よく「爪をもんで本当に悪いところが治るのでしょうか」という質問を受けます。

爪をもめば、悪いところは治りやすくなります。

「爪もみ」は、血流をよくして自律神経を整え、免疫力を高める健康法です。

わたしの父・福田稔と新潟大学の安保徹名誉教授との共同研究によって、自律神経と免疫、血流の関係を明らかにした理論がベースになっています。


その理論を娘であるわたしが受け継ぎ、東京・目白にある「気血免疫療法会　VE&BI治療院」で治療に生かしています。


指先には、末梢神経と毛細血管が集まっています。

指先にある爪の生えぎわをもんで刺激すると、血の流れがよくなります。

指先を刺激することで、体の中心に集まりがちな血が徐々に全身に流れます。全身の血行をよくして免疫力を高め、本来あるべき人間の体の流れにもどすのが爪もみです。

爪もみは免疫力を目覚めさせるスイッチ

毒出しをする最終ポイントが爪の生えぎわ

爪もみは、テレビを見ながら、あるいは布団に入って眠りにつく前のほんの2分ほどおこなうだけで、さまざまな病気の症状が緩和され、免疫力が高まります。

爪の生えぎわは、東洋医学的にいえば「井穴《せいけつ》」という体の表面にもっとも近い即効性の高いツボです。

爪の生えぎわの「井穴」は、自律神経の調整スイッチです。また、体内に溜まった毒の出口にもなります。「井穴」をもむと、自律神経のはたらきと血流が同時によくなります。

爪をもんだあと、すぐに体がポカポカしたり、あるいはだるくなったりすることがありますが、これは滞っていた血流が促され、自律神経が安定したしるしです。

爪もみで自己免疫力を目覚めさせる

自律神経のはたらきと血流がよくなると、体が一気に体内の毒を出そうとしはじめます。

自律神経と血流、そして毒を出せる体、これが揃うと免疫力が高まります。

爪もみは、自己免疫力を目覚めさせる「スイッチ」です。

体が治ろうとする力を目覚めさせるスイッチを押すだけでいいのです。

爪もみで、みなさんも自然治癒力を目覚めさせてみてください。

病気のよりつかない体になっていくにちがいありません。

爪もみは、免疫力を引き出して、**不調を改善するもっとも簡単で有効な手段の1つ**です。

「爪もみ」には副作用はない

痛みや熱は、体からのサイン

みなさんはなぜ薬にたよってしまうのでしょう。
つらいから？　痛いから？　早く治したいから？
薬にたよる理由には大きく2つあります。

1つは、痛みやかゆみ、熱などの「つらい症状から少しでも早く逃れたい」からではないでしょうか。

もう1つが、いま自分の体にあらわれている症状を「悪いもの」、あるいは「病気が悪化している悪いサイン」と考え、「早く治さなければ」と焦るからではないでしょうか。

しかし、ぜひみなさんに知っておいていただきたいことがあります。

痛みや熱は、体からの大切なサインです。体にあらわれる不快な症状は悪者ではないということです。

不快な症状は、体が病気をよくするためにおこしている「治るための毒出し反応」です。痛みやかゆみは悪ではありません。体が一生懸命、溜まった毒を出そうとする治癒反応なのです。

薬に頼ると免疫力は低下する

薬には副作用があります。顔にブツブツができたり、だるくなったり、眠れなくなったり、便秘になったり、薬本来の目的以外の好ましくない作用が出てしまいます。

それに加え、薬の多くは石油からできた化学合成品です。自然のものではない合成品を体内に入れると、体に毒が溜まってしまいます。

たとえば、アスピリンなどの消炎鎮痛剤を使用すると、痛みが麻痺します。

発熱していれば、熱を下げる作用をもたらします。
しかし、ただ抑え込んでいるだけにすぎません。
これで、本当によくなったといえるでしょうか？
「痛み」や「腫れ」「発熱」といった症状は、血流を高め、免疫が毒と闘う体の自然な反応です。

そもそもの**痛みの大もとの原因は、血の滞り**です。

症状を抑えるために薬を使用したらどうなるでしょうか。

薬の毒も溜まって、さらに血流を悪くします。
そして、**薬が切れるとさらに痛みが増すという悪循環**に陥ります。

血流が悪くなると、自律神経のバランスがくずれ、免疫力は低下します。

薬によるこわい副作用

薬による副作用には、たとえば次のようなものが挙げられます。

- 血管が収縮する　↓　手足の冷え、頭痛、血圧の上昇、など。
- 毒出し力の低下　↓　便秘、尿や汗が出づらくなる、など。
- 興奮状態の持続　↓　イライラ感、不眠、など。
- 内臓のはたらきの低下　↓　消化不良、胃痛、など。

ところが「爪もみ」には、このような副作用がいっさいありません。

指先は、**一般の人でも簡単に、かつ安全に刺激できるツボ**なのです。

薬に頼りすぎず、爪もみで血流を促して自律神経を整え、免疫力を高めて、症状改善をめざしましょう。

どうして爪をもむと健康になるのか？

爪の生えぎわは感受性の高いポイント

外科医だった父は、東洋医学の気と血の通り道「経絡《けいらく》」の流れが神経と血管によく似ていることに気づきました。そして、体の末端にあるツボに着目しました。

手や足などの末端には、末梢神経がたくさん集中しています。

そのなかでも、とくに指の爪の生えぎわの部分には、「井穴」という感受性の高いツボがあります。ここは毛細血管も集中している場所です。さらに、表皮にもっとも近いところに神経があるツボなので、効果があらわれやすいのです。

爪もみで「井穴」を刺激すると、毛細血管のすみずみまで血流が促されるため、手足がポカポカと温かくなり、自律神経のバランスも整っていきます。

すべての病気は、自律神経のバランスの乱れが原因

不快な症状の原因は、自律神経のバランスの乱れにあります。

それにより血行障害がおこり、血のめぐりが悪くなって、不快な症状が出てくるのです。


自律神経と血流には、密接な関係があります。

自律神経には交感神経、副交感神経の２種類があります。そして自律神経の乱れには、交感神経がはたらきすぎる場合と、副交感神経がはたらきすぎる場合の２種類があります。

それによって、血行の滞り方が変わり、症状に違いが出てくるのです。


自律神経と病気のしくみについては４章で詳しくお話しします。

爪と脳は同じルーツ

爪をもむと自律神経のバランスがよくなるわけ

じつは、爪と中枢神経は、同じ1つの部分から組織が分化したものです。

中枢神経というのは、脳と脊髄のことです。

感覚や運動、意思、情緒、反射、呼吸など、体のあらゆることは、この中枢神経によってコントロールされています。

中枢神経は、体のあらゆる組織からの情報を受け取って、判断し、指令を出すという重要な役割を担っています。

爪は、感覚や運動、意思、情緒、反射、呼吸など、体のすべてをコントロールする、この中枢神経とルーツが同じなのです。

わたしたちの体は、精子と卵子が結合して形成する最初の細胞である受精卵からつくられます。

受精後8週までの時期に内胚葉、外胚葉、中胚葉の順にでき上がり、それぞれから次のような組織と器官が生まれます。

●内胚葉：消化管や肝臓、膵臓などの消化器、呼吸器や甲状腺。
●外胚葉：中枢神経、末梢神経、感覚器、表皮、爪など。
●中胚葉：循環器、副腎皮質、脾臓、生殖器、筋肉、骨、血管、リンパ管など。

爪は司令塔である中枢神経と同じルーツから派生しています。中心から枝葉のように外に伸びていくのが爪です。

外胚葉からは、脳や脊髄などの中枢神経以外に、末梢神経も生まれます。末梢神経には、感覚神経と運動神経、自律神経が含まれます。

爪は、中枢神経や自律神経と同じルーツから生まれた枝葉のようなもの。爪はもっとも末端にある神経操作器官ともいえるのです。

爪には健康状態があらわれる

爪は健康のバロメーター

爪は、健康状態をあらわしています。日々の生活習慣が記録されたようなものです。

健康な人の爪は、光沢があり、すじやシワがありません。

色は、体の末端まで血流が行きとどいているためきれいなピンク色をしています。

自分の爪の色をよく観察してみましょう。

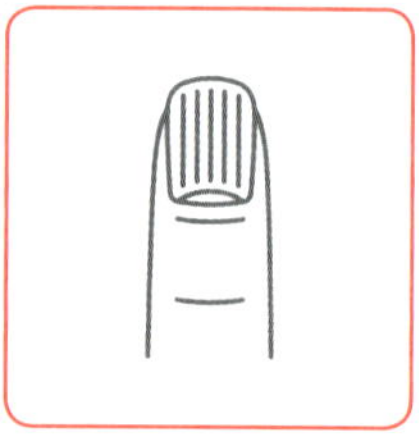

●縦じまがある爪

胃腸が弱い人、貧血の人などに見られます。

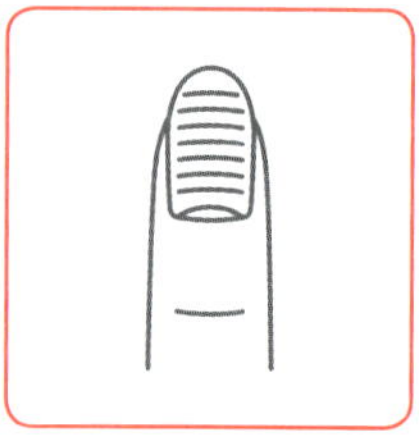

●横じまがある爪

過労、強いストレスを感じている人に見られます。

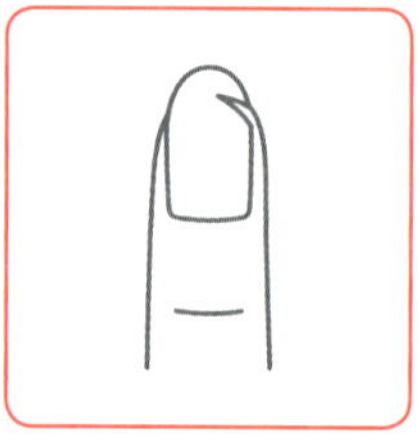

●割れやすい爪

お酒の飲みすぎなどで、肝臓が弱っている人に見られます。

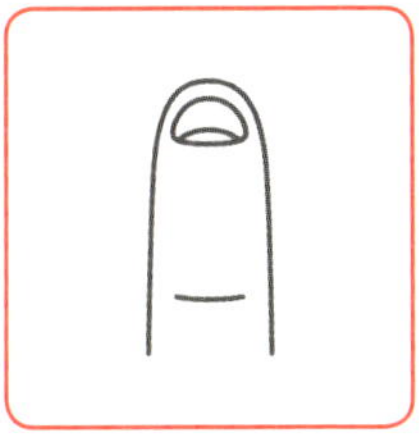

●小さすぎる爪
生まれつき発達が遅く、体の小さい色白の女性に多い爪の形です。この爪の人は、全体的に血液量が少ない傾向があります。

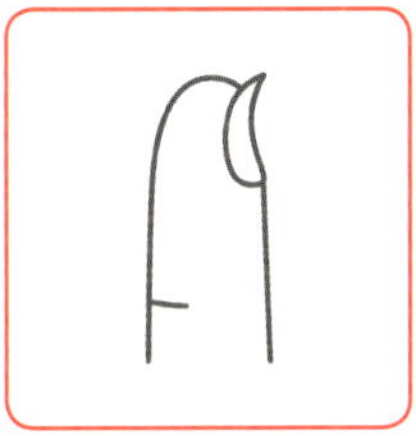

●スプーン形の爪
血が薄いことをあらわします。冷え性や貧血、不眠に注意しましょう。

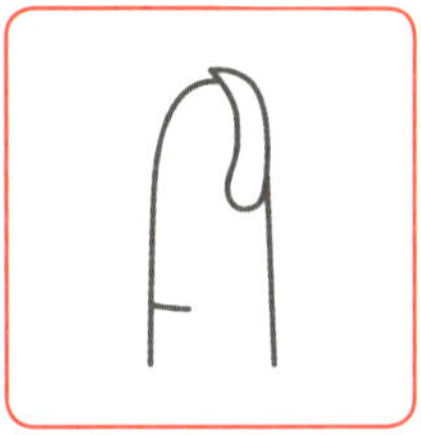

●タカのくちばし形の爪
血が滞っていることをあらわします。糖尿病などの可能性があります。

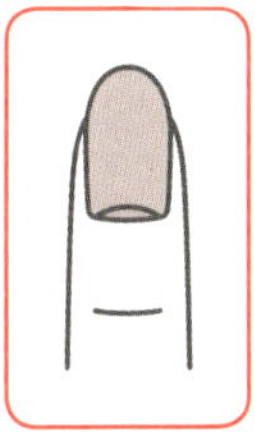

●青っぽい爪
白っぽい爪と同じく血流不足です。血液量が少ない、冷え性の人に見られます。

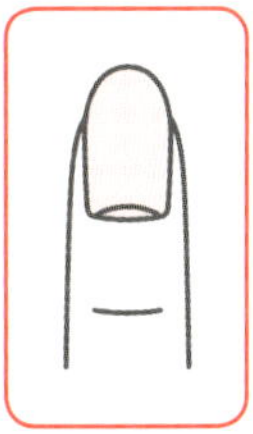

●黄色っぽい爪
肝臓や脾臓が弱っています。タバコのヤニが原因の場合もあります。

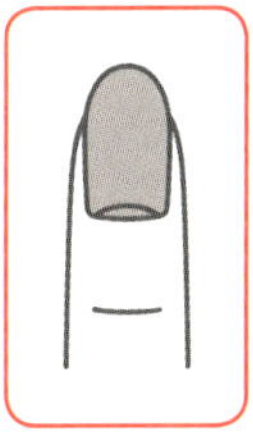

●黒っぽい爪
赤っぽい爪が悪化したもので、体の使いすぎ、過食、肥満により血が滞った状態。

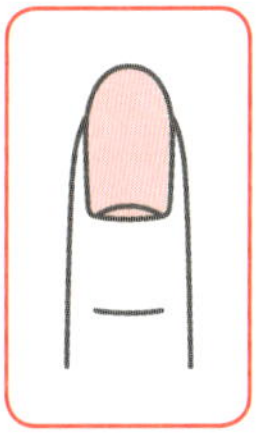

●赤っぽい爪
栄養過多で赤血球が過剰です。高血圧、心臓疾患などに注意しましょう。

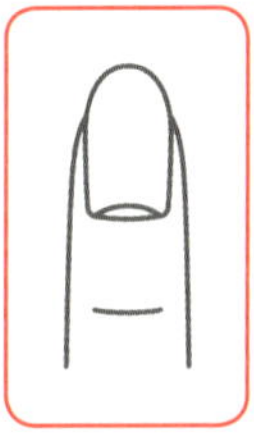

●白っぽい爪
血流不足です。冷え性、貧血の人に見られます。

爪もみで心身の毒を出す

病気の原因は体に溜まった毒

爪もみ健康法の3つの作用をあらためて紹介しましょう。

❶血流がよくなり、血液の質がよくなる。
❷自律神経のはたらきがよくなり、安定しやすくなる。
❸毒を溜めにくい、毒出し体質になる。

わたしたちの治療院でおこなう気血免疫療法は、病気に打ち勝つ免疫力を高めるうえで、「自律神経のバランス（気）」「血流・血液の質（血）」がなによりも重要であると考えています。

すべての病気の原因は自律神経の乱れと血流障害にともなう免疫力の低下です。

「負の感情」も溜めこむと心の毒になる

現代における毒には、老廃物、食品添加物などの化学物質、重金属、石油からつくられた薬などがあります。

また、心の毒もあります。それはストレスです。ストレスによって「負の感情」を溜めこんでいると、病気になりやすく、悪化させやすいのです。

負の感情をもつと、病気になったのは自分のせいではなく、「体が悪い」「病気が悪い」と考えがちになります。

しかし、毒を溜めるのも、毒を出すのもあなた自身です。

病気になった細胞も自分の体の一部。「病は気から」という言葉もあるように、病気は、気持ちのもち方にも影響されるのです。

爪もみの5つの効果

異物をやっつける免疫のしくみ

爪もみをおこなったあと、多くの方から「体が温かくなった」「ジンジンしびれているみたい」「体が軽くなった」「眠くなった」という声がよく聞かれます。

これは、爪もみで、自律神経が整い、血行が促進され、免疫力が上がったからです。

免疫力が上がれば、体はよくなる方向へと導かれます。

では、そもそも免疫とはどういうものなのでしょうか。

免疫というのは、体のなかに入ってくる病原菌や毒素などの異物から体を守るしくみで、白血球がこのはたらきをコントロールしています。

そして、この**白血球を調整しているのが自律神経**です。

白血球には大きく分けると顆粒球、リンパ球、単球という3種類があります。

そして、白血球の約95％を顆粒球とリンパ球が占めています。この2つのバランスがとても重要です。このバランスがくずれると、免疫力が低下し、病気になりやすくなります。

自律神経のバランスがよいと人は機嫌がいい

じつは、この自律神経と白血球のバランスがよいか悪いかをだれでも簡単に見分けられる方法があります。

次の言葉を自分に問いかけてみてください。

「気分はどう？」「機嫌はいい？」

人は、機嫌がいいときは体調もよく、また体調がいいときは機嫌もいいものです。

イライラしたり、気分が落ちこんだり、どこか痛いときは、かならず自律神経のバランスがくずれています。

爪をもむことで得られる5つの効果

爪をもむことで、自律神経が整い、さまざまな健康効果が期待できます。それぞれを少し詳しくご紹介しましょう。

1　自律神経のはたらきがアップして、中庸を保てる

自律神経は、交感神経と副交感神経の2つがあり、シーソーのようにバランスをとりながらはたらいています。このどちらかが優位になりすぎても、血流が滞り体が冷え、免疫力が低下して病気になります。爪もみは、自律神経の乱れを整えて、自律神経をほどよいバランス（中庸）へと導きます。

2　血行を促し、血液の質をよくする

爪もみは、加齢とともにおこる毛細血管の減少を防ぎ、代謝を上げて、血の巡りをよくします。血の巡りがよくなると、活性酸素が溜まりにくくなり、血液の質もよく

なります。

3　毒出し体質になる

爪もみをすると、固くなった体がゆるみやすくなり、体の奥に閉じ込められていた毒を排出しやすくなります。そして、尿や便、汗がよく出るようになります。

4　体温が上がる

血流にのって運ばれるのは酸素と栄養、そして熱です。血液が全身を巡ることで、体温が上がります。

5　免疫力がアップする

白血球は、血流にのって、全身をくまなくパトロールして病原体から体を守っています。爪もみをすると、白血球のバランスが整い、免疫力がアップします。

爪もみの3つの特長

爪もみなら、つづけられる！

爪もみは、血液をスムーズに流して、自律神経のバランスを整え、免疫力をアップするためのスイッチを押します。

もともとわたしの父・福田稔が現代医療に限界を感じ、**自律神経のはたらきに着眼した新たな治療法**を考案して最初におこなったのは、爪の生えぎわに注射針を刺して、悪い血を出すというものでした。

その結果、それまで**何十年病院に通ってもほとんど効果があらわれなかった患者さんの症状が、この簡単な治療をほんの数回おこなっただけで、多数の症例で目に見えて好転**しました。

予想を上回る効果に父自身も、そして患者さんたちも驚きました。

この治療法をもとにして、一般の方がやりやすいように考えられたのが、爪もみです。

では、あらためてここで特記すべき爪もみの3つの特長をお伝えします。

1　いつでもどこでも簡単にできる

爪もみは、特別な道具もテクニックも必要とせず、いつでもだれでもおこなえます。

多くの患者さんからいただく声としてうれしいのは、「爪もみなら、つづけられる」というものです。

爪もみは、簡単で安全、そして、いつでもどこでもだれでもできる、セルフケアなのです。

2　さまざま病気に効果がある

爪もみは、たとえば、次のような難病にも効果を発揮します。

●がん
●関節リウマチ
●潰瘍性大腸炎
●パーキンソン病
●膠原《こうげん》病など

ほかにも、アトピー性皮膚炎、気管支ぜんそく、ドライマウス、高血圧、糖尿病、胃かいよう、耳鳴り、めまい、難聴、白内障、偏頭痛、ひざ痛、腰痛、肩こり、肥満、手足のしびれ、顔面神経痛、円形脱毛症、前立腺肥大症、頻尿、不眠症、脳こうそく、認知症、冷え性、痔、便秘、生理痛、子宮筋腫、子宮内膜症、不妊症、更年期障害など。

これらの病気に対して、西洋医学では、さらに自律神経のバランスをくずす薬にたよった治療法しかありません。

しかし、爪もみはその人の体質に合わせて、自律神経のバランスを整えます。

しかも、西洋医学は症状を抑える対症療法ですが、爪もみは体質改善をめざし、根本的に病気を治そうとするものです。

3　副作用がない

爪もみには、薬を飲んだときにあらわれるような副作用は一切ありません。

また、爪もみで刺激する「井穴」というツボは、体の末端のツボなので、一般の方でも安全かつ適切に、刺激できます。

さまざまなストレスを爪もみで癒す

適度なストレスは悪者ではなく栄養である

病気の多くは、過度のストレスによる「自律神経のバランスのくずれ」が原因です。爪もみをおこないながら、適度に体も動かして血流を促すことで、自律神経のバランスはどんどん回復していきます。

わたしたちの治療院をおとずれる方たちにかならずお伝えするのは、「ストレスをゼロにする必要はありませんよ」ということです。

なぜなら、適度なストレスは悪者ではなく、人を鍛えてくれるものでもあるからです。ストレスのなさすぎる環境はストレスへの耐性を衰えさせて、自律神経を過敏にさせ病気につながります。

適度なストレスはわたしたち自身を鍛えるチャンスであり、栄養でもあるのです。

過度なストレスは×、適度なストレスは○

ストレスにはさまざまな種類があり、「これもストレス？」と驚かれるかもしれません。

過度なストレスは病気につながりますが、適度なストレスは免疫を育てる大切な糧《かて》です。

- 暑い、寒いなどの、お天気の変化や気圧の変化もストレスです。
- 人ごみや大気汚染といった環境も人にストレスを与えます。
- 偏った食事による栄養のとりすぎ、また栄養不足もストレスです。
- 薬、酒、タバコ、農薬、食品添加物などもストレスです。
- 細菌やウイルス、花粉などもストレスです。
- 人間関係のトラブルや家庭や仕事の問題、経済的な変化もストレスです。
- 不安、緊張や恐怖、怒り、焦り、寂しさ、挫折なども人にストレスを与えます。

わたしたちは、無菌状態の母親の子宮から生まれたあと、細菌やウイルスのようなさまざまなストレスと闘う経験を積み、本当の免疫力を身につけていきます。

だれもがもっている治癒力

人間には、生まれたときから**自然治癒力というすばらしい力**が備わっています。

指を切っても、いずれ自然に傷はふさがって回復していきます。

わたしたちの体には治ろうとする力があるのです。

たとえ**自律神経のバランスがくずれても、それを調整しようとする力がわたしたちの体には備わっています。**

それは、健康な状態を維持し、生命を維持するための力です。

たとえば暑いときには汗をかいて熱を放出したり、水分補給が必要なときにはのどの渇きを感じたりするようになっています。

これと同じように、発熱や痛み、下痢、鼻水、せき、だるさなどの不快な症状も、血流や自律神経のバランスを整えて、治るために必要不可欠な体の反応です。

体にあらわれる症状は、治るためのステップととらえ、この反応を薬で止めすぎないようにしましょう。

病気やストレスは治癒力を呼びさますチャンス

病気とは、その人の生活や心のもち方に、なにかしらの問題が生じている状態です。痛みや炎症といった症状は、その問題を体のもちぬしに知らせるサインです。

つまり病気は、これまでの生活スタイルや心のもち方を見直すチャンスです。それに気づき、変えていくことによって、だれもがもっている治癒力で体はよくなっていきます。

わたしは治療するときにたずねることがあります。

「あなたはなぜ、その病気になったと思いますか？」

この質問の意図は、自分がその病気をつくったという自覚があるかどうかを確認するためです。薬に依存しても、病気は根本的にはよくなりません。壊れた時計は時計屋さんが修理してくれますが、壊れた体を治せるのは自分自身です。

本当の薬とは、すでにあなたの体のなかにあるその治癒力なのです。

コラム1

免疫力を高める、爪もみの3つの作用

病気の原因は、自律神経の乱れによる血行障害です。

血行が悪くなると、組織に必要な栄養や酸素が運ばれなくなります。また、不要な物質の回収（毒出し）が十分におこなわれなくなります。

爪もみには、「血行をよくする作用」と「自律神経を整える作用」、「毒出しをする作用」があります。この3つの作用によって、免疫力を向上させます。

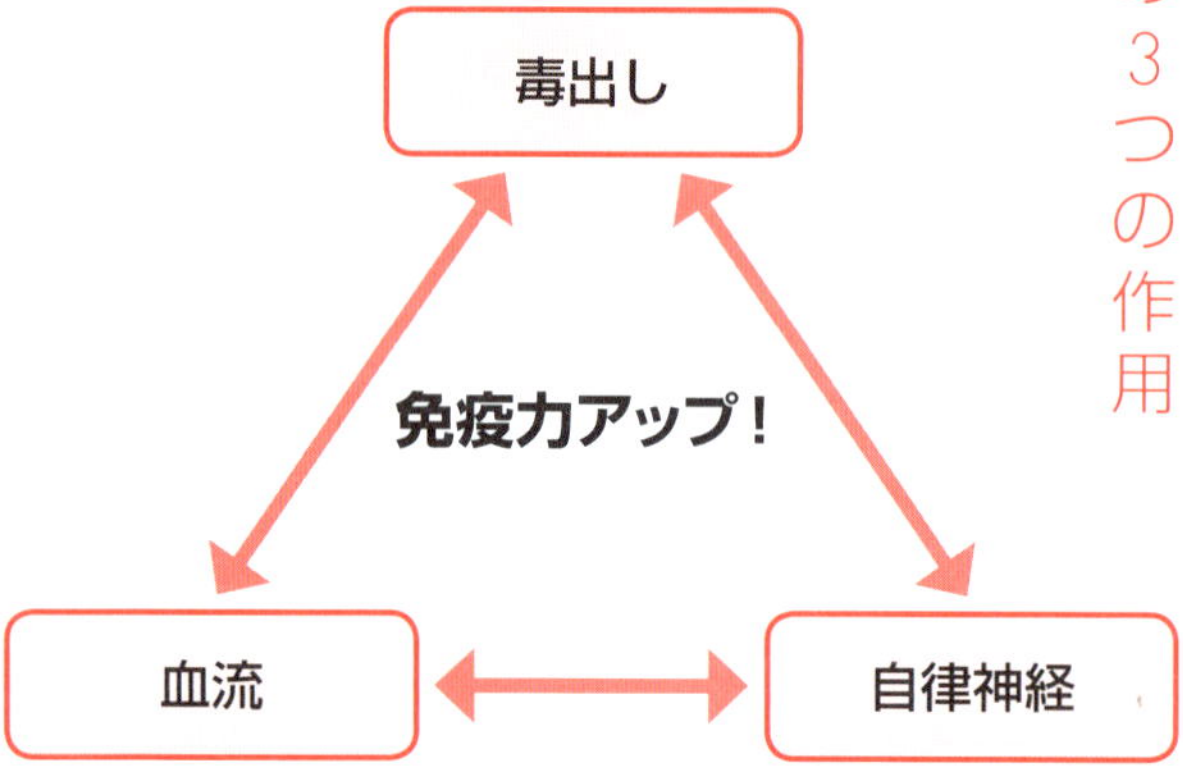

第2章

［実践編］爪もみの基本

爪もみの正しいもみ方

【基本のもみ方】1セットは、すべての指を10秒ずつ

両手の爪の生えぎわを、反対側の手の親指と人差し指で両側からつまみ、押しもみします。すべての指をそれぞれ10秒ずつもんで1セット。これを1日3セットを目安に、毎日おこないます。

基本は、親指から小指まで順番に10秒ずつ左右の指をもみます。腰痛や生理痛など下半身の症状を改善したい人は、足の爪もみも加えると効果が高まります（足のもみ方は46ページ参照）。

とくに治したい病気・症状があるときは、45ページの図のように、それぞれに対応する指を20秒ずつ刺激します。治したい症状がいくつかあるときは、もっともつらい症状に対応する指をもみます。

もみ方と強さは「痛気持ちいい」

ギュッギュッともんでもいいですし、ギューッと押しつづけてもけっこうです。ポイントは、押すときに息をはあ～と吐き出すこと。3章の「症状別・爪もみ法」ではそれぞれの症状に合ったもみ方を紹介しているので、そちらを参照してください。

強さは「少し痛いけど気持ちいい」が目安です。気持ちがいいのは、自律神経のバランスが整えられている証拠。ただ、体が弱っている場合、過剰な圧はひかえましょう。

もみ方には、49ページの「交感神経を活発にしてリフレッシュするもみ方」と「副交感神経を活発にしてリラックスするもみ方」の2種類があります。

刺激する場所＝ツボ

刺激するポイントは、爪の横幅のもっとも広い位置から、爪の根元までまっすぐ線をのばした場所です（45ページの図・参照）。ここは「井穴《せいけつ》」というツボで、「末梢神経」と「毛細血管」が密集している場所です。

指はそれぞれの症状に対応している

それぞれの指と改善できる病気や症状は次のようにすべて対応しています。

- 親指　呼吸器系
- 人差し指　整腸作用
- 中指　精神系
- 薬指　血圧調整
- 小指　循環器系

爪もみを開始したあとに、一時的に痛みや不快症状が出る場合があります。しかし、これは症状が改善する前の生理的な反応（好転反応）ですから、安心してつづけてください。

爪そのものを先端や側面、表面から押すやり方は効果が得られませんが、**厳密な位置にこだわらなくても、基本をふまえていれば刺激は十分に伝わります。**

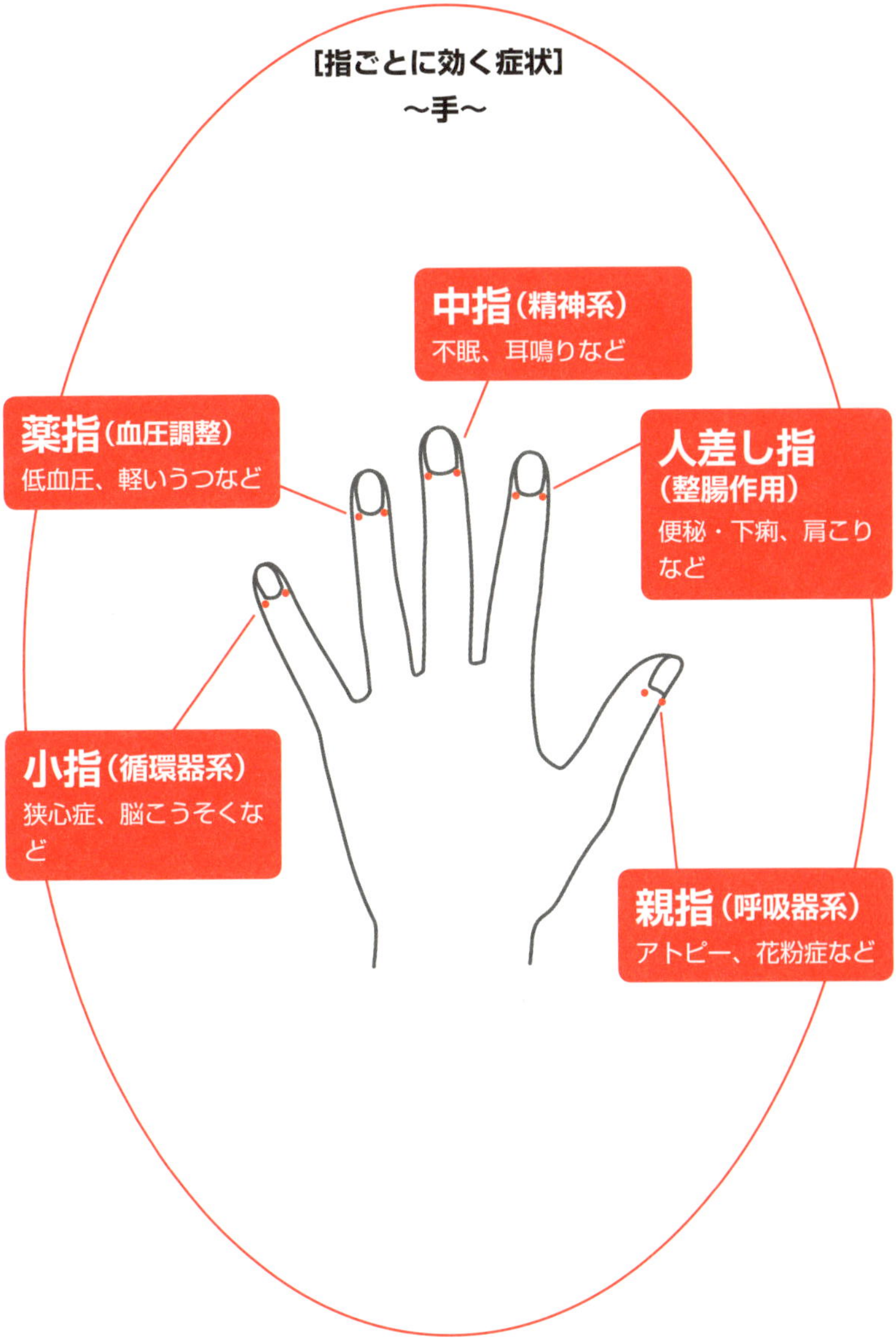
［指ごとに効く症状］
～手～
中指（精神系）
不眠、耳鳴りなど
薬指（血圧調整）
低血圧、軽いうつなど
人差し指（整腸作用）
便秘・下痢、肩こりなど
小指（循環器系）
狭心症、脳こうそくなど
親指（呼吸器系）
アトピー、花粉症など

足の爪もみは下半身の症状を改善

症状によっては足の爪の生えぎわをもむことでさらに効果が上がります。

とくに下半身に冷えや痛みがある人、低体温の人にはおすすめです。ひざ痛や腰痛、便秘、婦人病、大腸がんといった下半身の症状に、足の爪もみは効果を発揮します。

夜、靴下を脱ぐときのついでに、あるいはお風呂に入りながらなど、毎日の生活の習慣にしてみてはいかがでしょうか。

親指は新陳代謝、人差し指は消化器系（食道）、中指は消化器系（胃）、薬指は胆汁強化、小指は泌尿器系と、手と同じように対応しています。

もむ部分は47ページの図の場所で、手と同じように爪の横幅のもっとも広い位置から、爪の根元までまっすぐ線をのばしたポイントです。強さの基本は、「少し痛いけど気持ちいい」が目安。もみ方の基本は、両足の爪の生えぎわを、もみやすい手の親指と人差し指で両側からつまみ、10秒間押しもみします。痛みを感じる指は20秒間、刺激します。

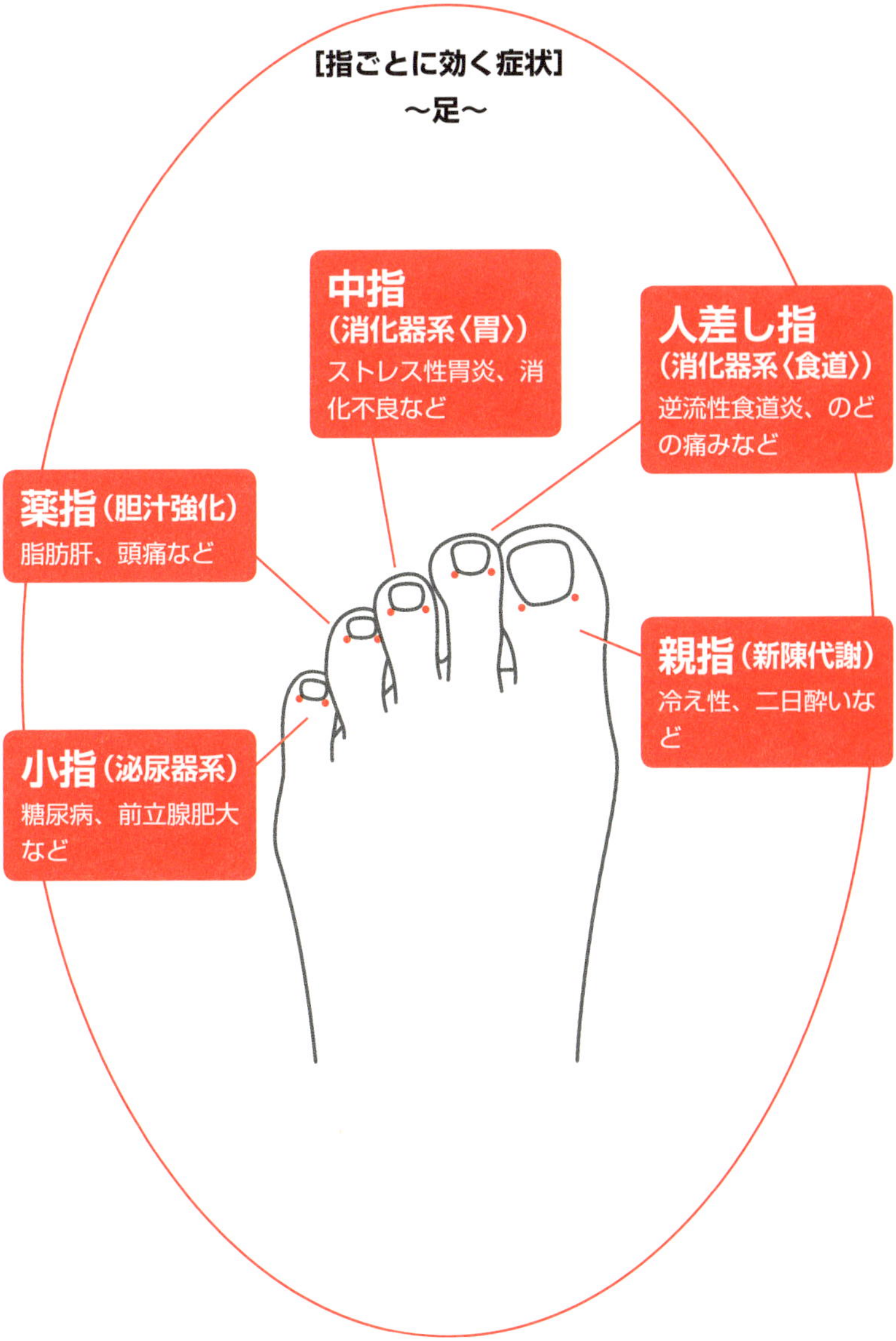
[指ごとに効く症状]
～足～
中指
（消化器系〈胃〉）
ストレス性胃炎、消化不良など
人差し指
（消化器系〈食道〉）
逆流性食道炎、のどの痛みなど
薬指（胆汁強化）
脂肪肝、頭痛など
親指（新陳代謝）
冷え性、二日酔いなど
小指（泌尿器系）
糖尿病、前立腺肥大など

リフレッシュとリラックス、2つのもみ方

シーンに合わせてもみ方を変えるのもあり

自律神経は、活動時にはたらく「交感神経」と休息時にはたらく「副交感神経」からなります。交感神経を活発にしたいか、副交感神経を活発にしたいかによって、爪のもみ方を分けることができます。

交感神経を活発にしてリフレッシュできるもみ方は、朝起きてなかなかエンジンがかからないときや仕事中に眠くなってシャキッとしたいときに有効です。

副交感神経を活発にしてリラックスできるもみ方は、疲れをとりたいときやリラックスしたいときにおすすめです。

交感神経を活発にしてリフレッシュするもみ方

もみ方の基本は、やや強めです。やる気が出ず、だるいときに体を目覚めさせるもみ方は次のとおりです。

- リズミカルにギュッギュッ。
- 目を覚ますようなイメージでやや強めに刺激。
- 面よりピンポイントで。

副交感神経を活発にしてリラックスするもみ方

体や頭が緊張しているときに有効です。入浴前なら、老廃物や疲労物質などの毒出し作用も高まります。寝る前なら、自然に眠りがおとずれ、質の高い睡眠が得られます。

- ゆっくりとスローに。
- ギューッとだんだん力をこめていく。
- ピンポイントではなく、広い面を押すイメージで。

呼吸も合わせると、さらに効果が高まる

呼吸で自律神経が整えられる

爪をもむときの基本は、1回の刺激で10秒間です。

この10秒を、ゆっくりと心のなかで「1、2、3……10」と数えながら、お腹の底から深く息を吐きながら刺激するのがポイントです。

交感神経がはたらいているときは、呼吸は浅く速くなります。

副交感神経がはたらいているときは、呼吸はゆっくりと深くなります。

ゆっくりと深い呼吸をするだけで、緊張がゆるみやすくなります。

いやなできごとや不安な思いといった負の感情を呼吸と一緒に吐き出すようなイメージでおこないましょう。呼吸を合わせると、溜まった毒を出す作用が高まります。

リラックスしながら、深く、ゆっくり

爪もみをするときは、腹式呼吸がおすすめです。腹式呼吸をすると、横隔膜の運動範囲が広がり、取り入れる空気の量が胸式呼吸時の3〜5倍になるともいわれています。

自律神経は、体温や心臓の拍動などを調整していますが、これらはわたしたちの意思ではコントロールすることができません。

しかし、唯一、意識的にコントロールできるのが呼吸です。

呼吸を意識的におこなえば、乱れた自律神経を正常にもどすことができます。

現代は、精神的な緊張を受けやすく、呼吸が浅く速くなりがちです。意識的に深い呼吸をすると、精神的な緊張がほぐれて自律神経が整います。

しかし、呼吸をあまり意識しすぎると、逆に緊張を生むことになります。

基本的には、**無理をせず、リラックスして深く、ゆっくり呼吸**すれば大丈夫です。

爪もみは薬よりも体に効く

薬は化学合成品で自律神経を壊すもの

世の中に自律神経を治す薬は存在しません。

なぜなら薬は化学合成品であり、それ自体が自律神経を壊すもとであるからです。

たとえば子どもの食物アレルギー。アレルギー体質の人は、副交感神経過多な状態です。それに対して現代医療がおこなうのは、アドレナリン注射です。

アドレナリンとは、興奮したりケンカしたりするときに活発になる交感神経を極度に刺激するホルモンです。その合成品を体に打つことになります。


病気とは、自律神経が乱れたり、弱ったりしておこるものです。

副交感神経過多のアレルギー体質の人が合成品を使って無理やり交感神経過多にすれば、

極と極とを行ったり来たりすることになります。

薬の副作用やその弊害については1章でもお話ししましたが、たとえば合成の洗濯用洗剤やシャンプーなどには合成界面活性剤が入っています。

これはその多くが石油系化学添加物で、これまでお話ししてきた「毒」にあたります。

使用しつづけると、皮膚から浸透して皮下脂肪や内臓に蓄積され、細胞機能が阻害され低下します。これがアトピー性皮膚炎や内臓疾患の原因となります。

アトピーは体に溜まった毒を排出しようとする生体反応なのです。

薬は根本的に体を治すものではありません。むしろ、薬を使えば使うほど血管が収縮し、血流が悪くなるため、冷えを呼びこんで免疫力を低下させることになります。

爪もみは副作用がないばかりか、自律神経を整える作用の高い健康法です。

ある50代の高血圧症状をもつ女性は、爪をもむと体がポカポカするのを感じるようになり、降圧剤の使用をやめました。そして2週間後、最高血圧150㎜Hgが130へ、なかなか下がらなかった最低血圧95㎜Hgが80まで改善されました。

爪もみで心地よく健康になる

健康な人と病んでいる人は、血液がちがう

がんなど体に異常がおこっている人は、爪の生えぎわに針を打つと、黒くにごった血がしたたり落ちるといいます。

ところが、驚くべきことに患者さんは痛みを感じないことが多いのです。ストレスや薬で体が超交感神経優位におちいり、反応が鈍化しているからです。

爪もみは、初めはあまり効果を感じられない人もいるかもしれません。

それは、**ストレスや薬によって体が鈍化している可能性**が考えられます。

西洋医学に限界を感じた父が行き着いた治療法は、チクチクと爪の生えぎわに注射針を打ちこむものでした。このチクチク治療のホームケア版が爪もみです。

「気持ちよさ・快適さ」に身をまかせる

わたしは自律神経への治療とともに、生活面へのアドバイスもおこなっています。

患者さんによくお伝えすることがあります。

それは、「健康のために生きてはだめ。人生を楽しむために健康になりましょう」ということです。

病気になると病気を恐れて、治したい一心で視野が狭くなります。そして無理のある健康法や、過激な食事制限などをおこなって、ますますストレスを高めてしまいます。

しかし、爪もみをつづけていくと、だんだん血行がよくなり、それにともなって自律神経のバランスも整えられていきます。

苦しいときこそ、爪もみをおこない、気持ちよさに身をまかせてみましょう。「気持ちよさ・快適さ」にまちがいはありません。「ああ、気持ちがいい」と感じるときこそ、免疫力がアップするときです。

爪もみは子どもにも効果が高い

子どもは免疫力が高い

爪もみは、年齢に関係なく効果を発揮します。とくに年齢が低いほど、早く効果が出ます。

以前、全身まっ赤に腫れ上がった生後5か月のアトピーの赤ちゃんが、約3か月できれいな肌を取りもどしました。

わたしの治療院で、爪もみを加えた全身治療を始めてたったの3か月のスピード治癒です。

免疫エンジンにスイッチが入ったように、どんどん自分がもつ治癒力で勝手に治っていきました。

傾向として、年齢が低いほど治療への反応が早く、年齢が上がるほど治療への反応が遅くなりますが、遅くなるのは年齢のせいだけではなく、ステロイド剤などの薬物治療も影響しています。

とくに、乳児は免疫力の固まりです。細菌やウイルスへの耐性がまだ身についていない体は、豊富な免疫力によって守られているのです。

純粋に反応できる敏感さと、豊富な免疫力が治療効果を圧倒的に早めた理由なのです。

爪もみで6キロのダイエットに成功

冷えが解消され体脂肪の代謝力が向上

爪もみは、自律神経の切り替えをスムーズにしてくれるものです。

血流がよくなるので、冷えが解消され、新陳代謝がよくなり、体脂肪を分解してやせやすくなります。


自律神経のバランスがくずれると、交感神経と副交感神経のいずれかに極端に針がふれるため、血流が悪くなって冷えを引きおこします。

冷えると確実に体脂肪の代謝力は低下します。

つまり、太りやすい体質になります。


わたしたちの治療院をおとずれる方たちは、みなさん細胞が若返って、肌に透明感が出てハリとツヤを取りもどします。

また、肩こりや腰痛、花粉症といった不快症状まで改善されたりします。

体脂肪が落ちてやせ、その他の不調まで改善される症例もめずらしくありません。

夜、寝ないと太る

体重が70キロから64キロに減り、ダイエットに成功した60代後半の男性の例をご紹介しましょう。

この男性は、もともと不眠ぎみでしたが、定年後にさらに眠れなくなり、就寝2時間後にかならず目が覚めてそのまま朝まで眠れないという日々に悩まされていました。

寝る前に爪をもむ習慣を始めてから10日ほど経ったころ、変化がおこります。

だんだんぐっすり朝まで眠れるようになり、2か月経ったころには、30％以上あった体脂肪率が、標準値の23％になりました。やせた理由は次のとおりです。

- 脂肪分解作用がある「成長ホルモン」は、起きていると分泌されない。
- 眠らないと、脂肪を溜めこむ「コルチゾール」（別名ストレスホルモン）の分泌が増える。

前向きな人は効果が高い

自分の体に興味をもってあげる

忙しくなると、自分の体に目が向かなくなり、体のことがおそろかになりがちです。

もっと、自分の体に興味をもってあげましょう。

爪もみは、自然な体の反応に基づいたものです。

毛細血管と末梢神経が集中している爪の生えぎわに刺激を与えて、血流と自律神経のバランスを整える健康法です。

爪もみをしてどんなふうに体が反応したか、体の声に耳を傾けてみてください。体からの声に対する意識をもつ、これが健康への近道です。

元気になった多くの人に共通するのは、自分で選んで、自分の体で試してみよう！ 確かめてみよう！ という前向きな気持ちをもっていた、ということです。

自分の体に合ったものを選べるのは、ほかのだれでもない自分です。

人まかせで、「なんとかしてください」という消極的な気持ちでは、治療効果は半減してしまいます。

「病は気から」という言葉があります。

心と体は、密接に関連しているのです。

効果があらわれるタイミング

体調変化のターニングポイントは3か月

爪もみをすると、人によってさまざまな反応があります。
もんでいる先から唾液がじんわりと口のなかに出てくる人がいます。
だんだん手足がポカポカしてくる人もいます。
お腹がグーと鳴る人もいます。
自律神経の緊張がゆるんでリラックスでき、ぐっすり眠れるようになる人もいます。
肩こりが楽になったという声もよく聞かれます。

人間の血液は3～4か月で入れ替わるといわれています。
治療院に通って来られる患者さんを見ていても、おもしろいもので**大体いつも3か月ごとに大きな節目**がきます。

人によってはすぐになんらかの反応があらわれますが、人の体はそれぞれみなちがいます。個人差も大きいのです。

効果がなかなかあらわれにくい理由

なかには、**効果をあまり実感できないことにいらだつ人もいるかもしれません。**

爪もみの効果があらわれにくい原因は、たとえば薬や添加物、ストレスなどに長くさらされ、体が鈍化しているということがあります。薬にはとても強いネガティブなパワーがあり、わたしが治療のときにもっとも手こずる強敵です。

しかし、**気長に根気よく、爪もみをつづければ、効果はかならず実感できます。**

先日、地方に住むある高血圧症状をもつ女性から1本の電話をいただきました。

「理恵先生。爪もみを始めてから5年目で、ついに血圧の数値が平常値になり、夜もよく眠れるようになりました。30年以上飲みつづけた薬も不要です。本当にありがとうございます」

爪もみは手でやるのがベスト

爪もみに道具は不要

お腹が痛いとき、みなさんはどうしますか？
手でお腹をかばったり、手でさすったりするのではないでしょうか。
「手当て」という言葉には、病気やけがの治療をするという意味があります。
手には、気の力があるのです。
できれば**爪もみは、道具はなるべく使わず、手でおこなうのがベスト**です。

プラスチック素材は×

ときどき、リウマチの方などから、「わたしは力が弱く、手にあまり力が入りません。
なにか道具を使ってもいいですか？」という質問を受けます。

もちろん手でなく道具を使っても問題はありません。
ただし、**プラスチック製のマッサージ道具は使用しない**ようにしましょう。
プラスチック製品は、石油からできた化学合成品で、自然のものではありません。
爪もみは、自然のものでおこなうのがベストなのです。

道具を使うなら木のつまようじがおすすめ

爪もみで道具を使うなら、天然の素材でできたものがおすすめです。

たとえば、**木製のつまようじなどの尖っていないほうを利用**して、爪の生えぎわを刺激しましょう。

人にやってもらったり、やってあげたりしてもOK

爪もみは、自分の手でおこなわなくても大丈夫です。**家族など、他の人の手でもんでもらうのも**おすすめです。

爪もみQ&A

爪もみに関する疑問・質問にお答えします。

Q1――どれくらいで効果が出ますか？

A1――早い人であれば、すぐにでも体の反応はあらわれます。ただし、より根本的な改善をめざすなら、３か月単位で気長に変化を見てください。

Q2――やってはいけないタイプの人はいますか？

A2――爪もみは、赤ちゃんからお年寄りまで〇Ｋです。赤ちゃんには、弱めの刺激にしてあげてください。

Q3――爪もみをするとお腹が「グー」と鳴ったり、生つばが出ます。なぜでしょうか？

A3――それぞれの指は、内臓とリンクしているからです。

爪もみで副交感神経が刺激されるので、内臓のはたらきも活発になります。

Q4――1日3回が目安とありますが、それ以上やってもいいですか?

A4――何回でも問題ありません。大切なのは、集中しておこなうより、長く継続しておこなうことで、そのほうが高い効果が得られます。

運動と同じように、1日で1キロやせたとしてもすぐに元にもどってしまいます。時間をかけて継続することが根本的な治癒につながります。

Q5――指をケガしています。爪もみをやってもいいですか?

A5――患部を直接刺激するのはＮＧです。しかし、ケガに触れないよう、患部の指の爪もみをおこなうと、血流が促進されて、ケガの治りが早くなります。

Q6――あまり効果を感じられません。

A6――ストレスや薬、乱れた食生活などで、自律神経のはたらきが鈍化していることが考えられます。まずは生活習慣を見直して、体内の毒を減らすことで、反応力は圧倒的に変わってきます。

コラム2

湯たんぽで血行促進

夜、足が冷えてなかなか眠れないという方におすすめなのが湯たんぽです。下腹部や下半身に湯たんぽを入れておくと、足がポカポカと温められ、とても気持ちがいいものです。

足が温まると副交感神経が優位になって、ガチガチに緊張した頭も心もほぐれてきます。不安や緊張があるときは、どうしても頭に血がのぼって「頭熱足寒」になります。湯たんぽは、体を「頭寒足熱」の状態にしてくれるアイテムです。

冬だけでなく、夏場もクーラーで体が冷やされ、手足が冷たくなっている人がたくさんいます。

そんな人は、ぜひ、夏場も湯たんぽを活用してみてください。湯たんぽをももの上にちょこんとのせておくと、全身の血行が促進されます。

素材は、プラスチック製のものより、陶磁器製がおすすめです。陶磁器製のものは保温性が高く、遠赤外線効果で体を芯から温めてくれる作用があります。

第3章

［実践編］症状別・爪もみ法

人の体質は2つのタイプに分けられる

「交感神経タイプ」と「副交感神経タイプ」

人には、もって生まれた体質があります。

体質には、免疫力をつかさどる自律神経が大きく関わっています。

体質は、活動時にはたらく交感神経が優位な「交感神経タイプ」と、休息時にはたらく副交感神経が優位な「副交感神経タイプ」の2つがあります。

この2つのタイプを、睡眠を例に少し説明してみましょう。

「交感神経タイプ」の人は、仕事などで大きなストレスがかかると、交感神経のスイッチがなかなかオフにならず、夜、眠れなくなります（詳細は74ページ参照）。

「副交感神経タイプ」の人は、ストレスなどで交感神経が過剰にはたらくと、心身がそれに対応しきれなくなって反作用がおこり、副交感神経へゆりもどされます。そして、朝起きられなくなるタイプです（詳細は76ページ参照）。

どちらのタイプも偏りすぎると病気になる

じつは、**いずれのタイプも優位な神経のはたらきが過剰だと、自律神経のバランスがくずれて免疫力が落ちます。**

病気は、自律神経のバランスがどちらかに偏りすぎたときにおこります。

そして自律神経のバランスを整えるのに有効なのが、爪もみです。

体質は、遺伝的な要因だけでなく、環境要因との相互作用によってつくられます。そのため、「副交感神経タイプ」の人でも、ストレスや環境などの影響によって交感神経がはたらきすぎることもあります。

次ページの「自律神経のバランスチェック」で自分の体質を診断してみましょう。

あなたの自律神経のバランスをチェック

次の表を見て、自分があてはまるものにチェックをつけてください。チェック数の多いほうが自分のタイプになるので、そのタイプに合わせた爪もみをおこないましょう。80ページからは、症状ごとにそれぞれのタイプに適したもみ方を紹介しています。

自分の自律神経の状態がわかるチェック表

チェック項目	交感神経タイプ	副交感神経タイプ
肌の色は？	色白ではない。どちらかというと色黒。肌が強く、炎症などはあまりおこさない。皮膚が硬い。□	色白。ほっぺが淡いピンク。どちらかというと敏感肌。合わないものを使うと炎症をすぐおこす。皮膚が薄い。□
日焼けすると	黒くなりやすい。□	日に焼けると赤くなりやすい。焼けてもすぐもどる。日光に弱く炎症をおこすので日焼けは大敵。□
疲れたときの肌は？	くすみやすい。くまができやすい。乾燥しやすい。皮膚がかさつきやすい。□	むくみやすい。たるみやすい。敏感肌になりやすく、炎症をおこしやすい。□

ストレスがかかったときの肌の状態は？	赤黒くなりやすい。くすみが強く出る。□	赤白っぽく、のぼせる（赤ら顔になりやすい）。真っ白になる。□
シミの出方は？	1点にかたまったシミができやすい。□	そばかす状の細かく散ったシミができやすい。□
体格は？	筋肉質になりやすい。□	脂肪がつきやすい。□
冷えの状態は？	のぼせて手足が冷える。□	全体的に冷えが強い。□
新陳代謝は？	よい。代謝がよすぎて、やせやすい。□	悪くなりやすい。代謝が悪くなり、むくみなどが出やすい。□
睡眠の状態は？	夜に強い。睡眠時間が短くても行動できる。興奮して眠れないことがある。□	朝起きるのがつらく、眠気が強い。睡眠をとっても眠い状態がつづきやすい。朝はできるだけ寝ていたい。□
性格・行動パターンは？	運動好き。どちらかというとアウトドア派。活発。行動的。行動が素早い。□	ぐうたらするのが好き。どちらかというとインドア派。おっとり。動きがスロー。□
食べ物の好みは？	どちらかというと肉が好き。しょっぱいものが好き。□	甘いもの、軟らかいもの、精白したパンなどの穀物が好き。□
ストレスや緊張による便通の変化は？	便秘になりやすい。便はコロコロしたウサギの糞状。□	下痢になりやすい。冷えからくる便秘もする。□
ケンカを売られたら	受けて立つ。□	ことを荒立てぬよう、ことなきをえようとする。□

交感神経タイプ

比較的、男性に多く、頑固でアグレッシブながんばり屋

このタイプは交感神経がバリバリにはたらいているため、代謝が早く、活動的です。

性格はアグレッシブで、頑固。集中力も高く、がんばりがきくタイプです。目の前のハードルが高いほど燃えるタイプで、それを乗り越えることに喜びを感じます。ストレスへの耐性は高いのですが、体の不調に気づきにくいという鈍さももっています。

どちらかというと肌の色は黒くなりがちで、がんばりすぎると、高血圧、脳こうそく、心筋こうそくなどの血管の病気にかかりやすく、がん体質でもあります。

交感神経のはたらきすぎで、自律神経のバランスがくずれるというタイプです。

交感神経タイプ

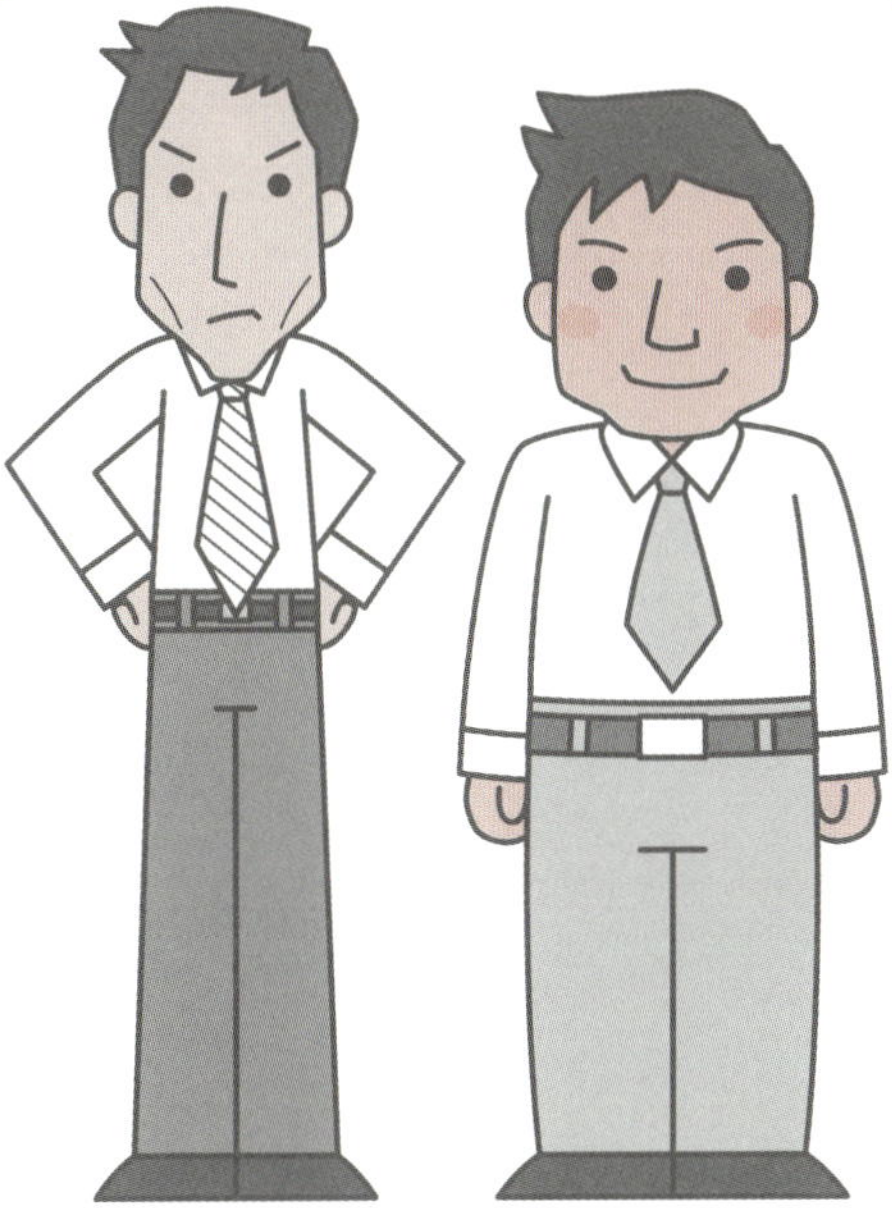

- 色黒で肌がくすみやすい。
- 筋肉質。
- 性格は活発。
- 働き者。
- 体を動かすことが好き。
- たくさん食べても太りにくい。
- 集中力が高い。

副交感神経タイプ

比較的、女性に多く、繊細でストレスに弱い

副交感神経が優位なため、どちらかというと、のんびりおっとりした性格です。

免疫力が高いため、長生きする人が多いタイプです。

色白で、脂肪が多く体はふっくらとしていて、肌は敏感肌で、きめ細かいのが特徴です。

敏感で繊細なので、ストレスに弱く、緊張するとパニックになりやすい傾向があります。

ストレスや、環境の変化に敏感に反応して体調も変わりやすく、過敏性腸症候群をおこす人もいます。

副交感神経がはたらきすぎるため、免疫が過剰になり、花粉症やアトピー、ぜんそくなどのアレルギーを発症しやすいタイプです。

副交感神経タイプ

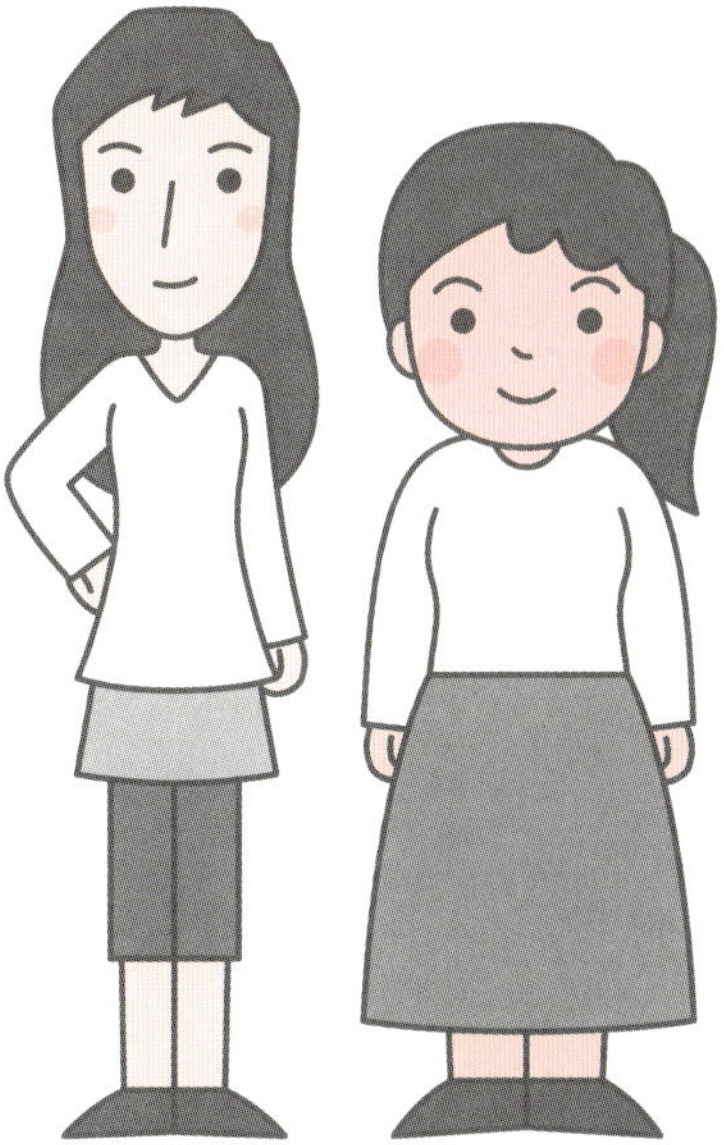

- 見た目は、ふっくら、ぽっちゃり、色白。
- 脂肪がつきやすい。
- 性格はのんびり。
- うつ状態になりやすい。
- 環境が変わると下痢をしやすい。
- アレルギーがある。
- ものぐさな面がある。

それぞれのタイプがなりやすい病気

交感神経と副交感神経のバランスがとれていないと、体は不調をおこします。

どちらに過剰に偏っているかによって、おこる不調・病気は次のように異なります。

交感神経タイプの病気

責任感が強く、がんばりすぎて体力を消耗しすぎる人は、交感神経タイプの病気にかかりやすくなります。

交感神経が優位だと、活性酸素を多く出すため、**かいよう性疾患やがん**のリスクを高めます。また、血管が狭くなって血流障害をおこし、**血圧が上昇したり、動脈硬化が促進されたり**します。**肩こり、腰痛、心筋こうそく、脳こうそく**なども交感神経タイプがかかりやすい病気です。

自分はできるという過信から無理をしすぎ、自律神経のバランスをくずしがちです。

副交感神経タイプの病気

ストレスに弱く、疲れやすい人は、副交感神経タイプの病気にかかりやすくなります。

副交感神経タイプの病気は、ぜいたく病、鍛え足りない病でもあります。

血液が停滞して、アレルゲンが体内に溜まりやすく、**アトピー性皮膚炎や花粉症、ぜんそくなどのアレルギー性疾患**にかかりやすくなります。

血流を促すポンプ機能が弱いため、老廃物をうまく排泄できずに、体に毒を溜めがちで、冷えやむくみをおこしやすいタイプです。

血管拡張による**頭痛、うつ病、乳がん、リウマチ**なども、副交感神経優位でおこる病気です。

このタイプが無理をしすぎて、交感神経をはたらかせすぎると、体を副交感神経優位にもどそうとする反作用がおこります。そして、副交感神経優位の病気を発症します。

肩こり

肩こりは、すべての病気の始まり

肩こりは自律神経のバランスがくずれ、血流が滞って毒が溜まっているサインです。

1本1本の指は、すべて肩近辺の経絡へとつながっています。
ですから、爪もみは肩のこりをほぐすのにたいへん有効です。

肩に感じる不快感や違和感は、内臓から送られてくるサインのときもあります。
「肩こりは、すべての病気の始まり」ともいえ、こりをとることで内臓の不調も改善されていきます。

「肩こりはない」と思っている人でも、感じない、感じにくくなっている、という場合が多いので、体を触ってこりをチェックしてみるとよいでしょう。

❶交感神経タイプ

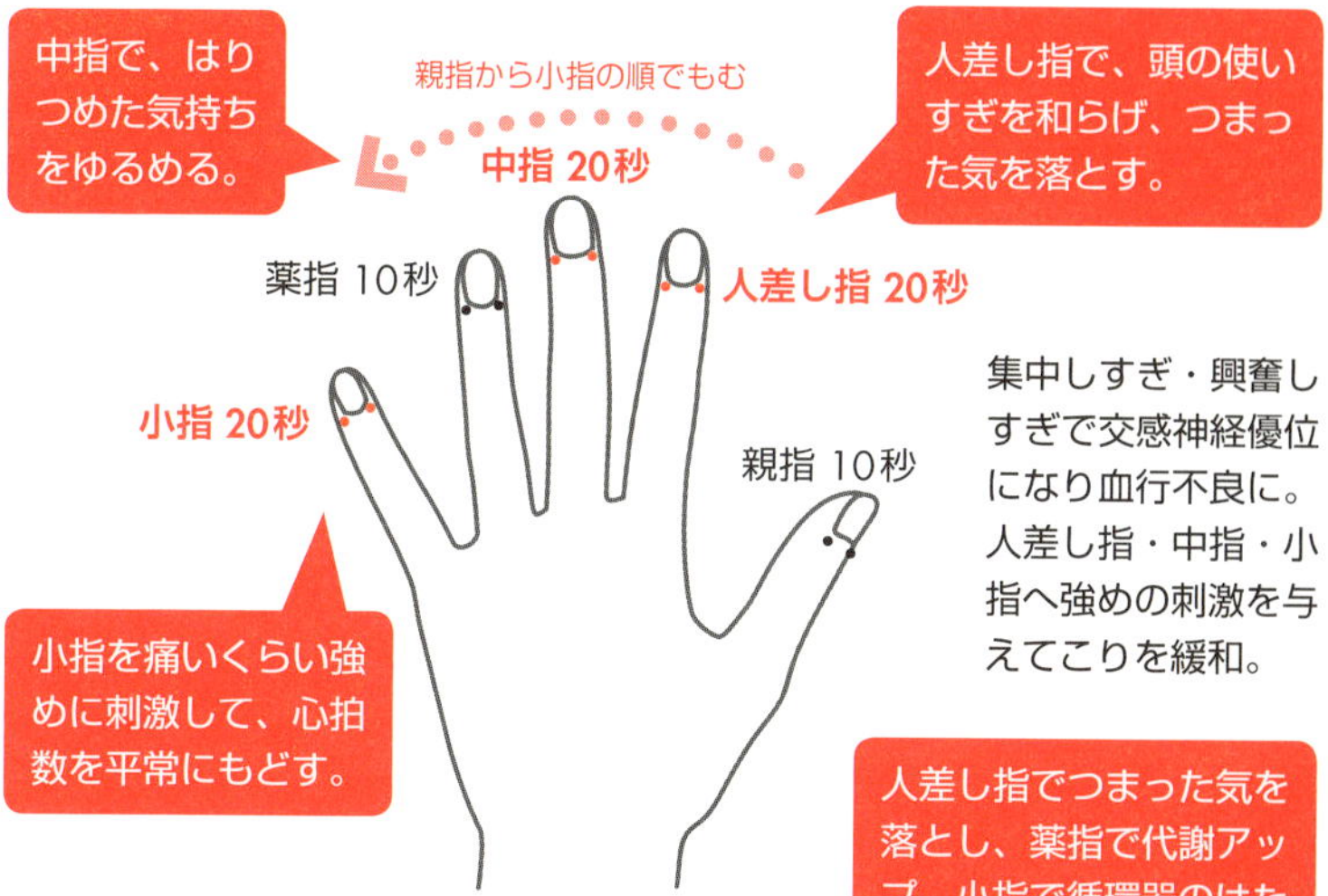
中指で、はりつめた気持ちをゆるめる。
親指から小指の順でもむ
人差し指で、頭の使いすぎを和らげ、つまった気を落とす。
中指 20秒
薬指 10秒
人差し指 20秒
小指 20秒
親指 10秒
小指を痛いくらい強めに刺激して、心拍数を平常にもどす。

集中しすぎ・興奮しすぎで交感神経優位になり血行不良に。人差し指・中指・小指へ強めの刺激を与えてこりを緩和。

❷副交感神経タイプ

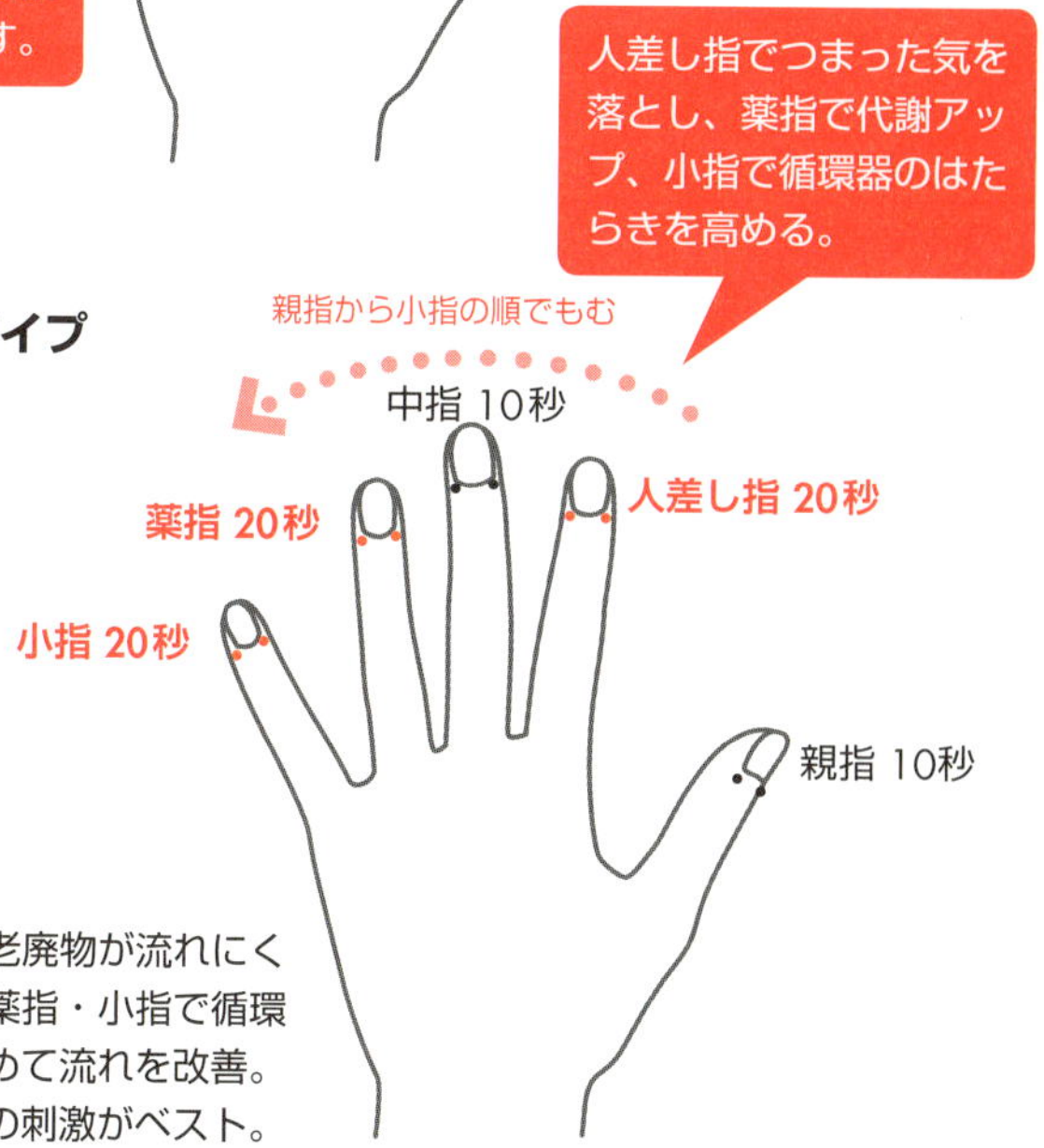
人差し指でつまった気を落とし、薬指で代謝アップ、小指で循環器のはたらきを高める。
親指から小指の順でもむ
中指 10秒
薬指 20秒
人差し指 20秒
小指 20秒
親指 10秒

水分代謝が悪く、老廃物が流れにくくなるのが原因。薬指・小指で循環器のはたらきを高めて流れを改善。痛気持ちいい程度の刺激がベスト。

➡交感神経、副交感神経のタイプ診断はP.72-73

腰痛・ひざ痛

腰痛の原因の38%が心身症やうつ病とも

冷気は下半身に溜まりやすく、それが痛みの原因になります。運動不足による脚の筋力低下も血流不足になる原因の1つです。

現在、医療機関をおとずれる人のもっとも多い理由が腰痛です。しかし、病院で画像診断をしても異常がないことも多く、8割以上は病院では原因が特定できません。ある調査によれば、腰痛の38%は、心身症やうつ病といった心理的要因によると認められています。

東洋医学では、「腰痛＝腎や膀胱の弱り」と考えます。足の小指への刺激は、腎や膀胱の力を高め、精力をアップして、足腰を強化します。

腰痛

足の薬指で、腰に滞った血を流す。

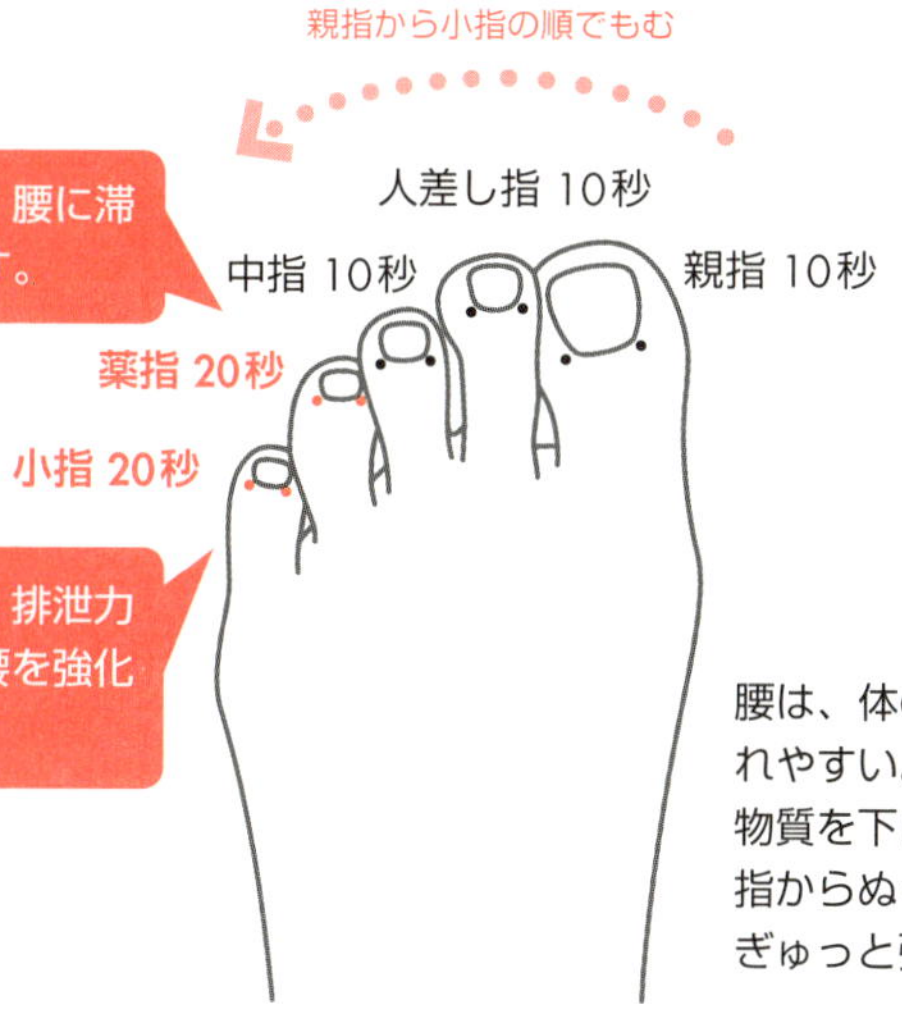
親指から小指の順でもむ
人差し指 10秒
中指 10秒
親指 10秒
薬指 20秒
小指 20秒

足の小指で、排泄力を高め、足腰を強化する。

腰は、体の重みで圧迫されやすい。鬱滞した痛み物質を下に落とし、足の指からぬくイメージで、ぎゅっと強くもむ。

ひざ痛

ひざの神経や血流の方向に向かう人差し指、中指を刺激。

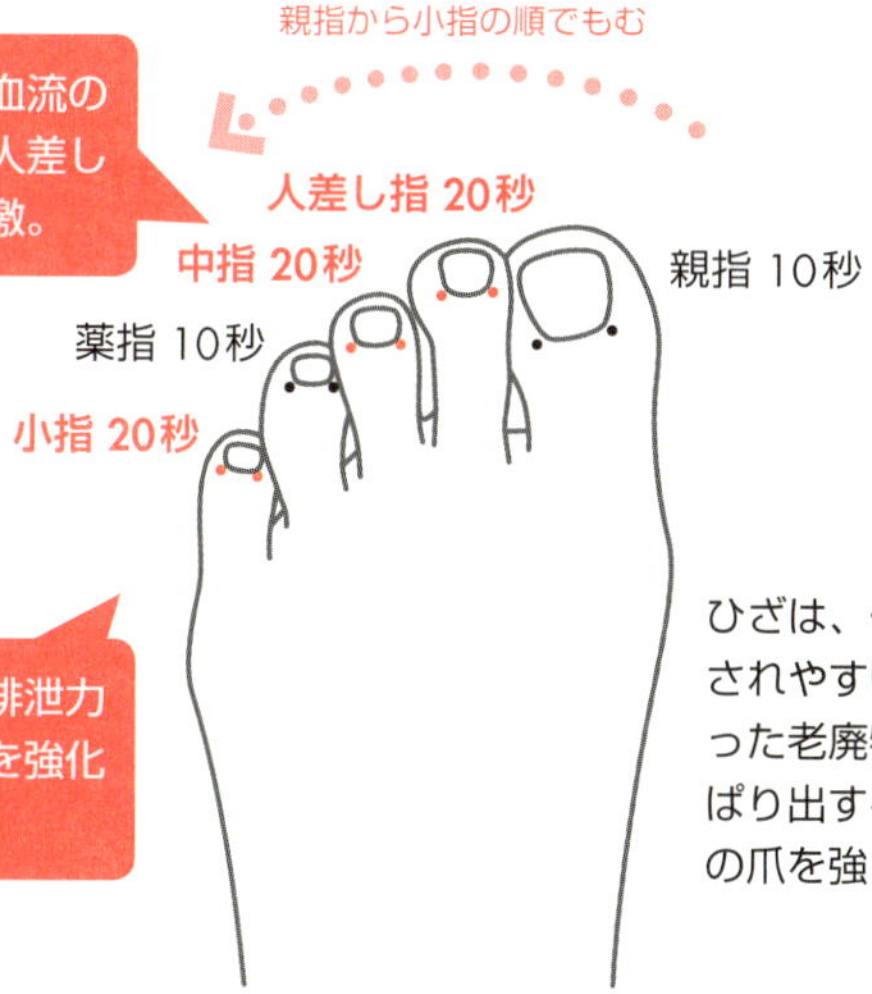
親指から小指の順でもむ
人差し指 20秒
中指 20秒
親指 10秒
薬指 10秒
小指 20秒

足の小指で、排泄力を高め、足腰を強化する。

ひざは、体の重みで圧迫されやすい。ひざに溜まった老廃物を末端に引っぱり出すイメージで、足の爪を強くぎゅっともむ。

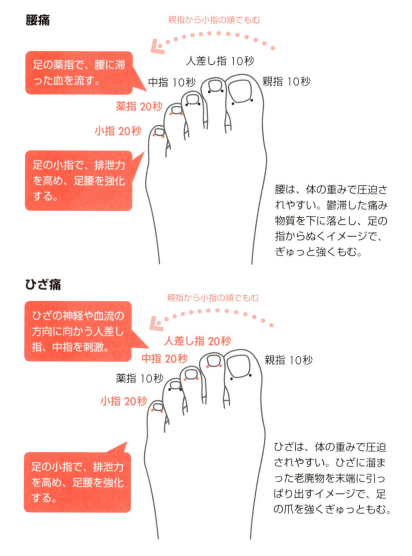

頭痛

爪もみで頭に溜まった毒や熱を流す

痛みがおこるしくみは、自律神経のバランスがくずれる→血行が悪くなる→老廃物が溜まる→疼痛物質が出る→痛みがおこる、というものです。

頭痛には2種類があります。

血管の収縮や筋肉の緊張によっておこる交感神経タイプは、ぎゅっと締めつけられる痛みで、目の疲れや、首、肩の強いこりなどをともないます。

血管が拡張しすぎておこる副交感神経タイプは、脈とともにズキンズキンと痛みます。偏頭痛などはこのタイプと考えられ、過度のリラックスや運動不足などが原因でも誘発されます。

❶交感神経タイプ

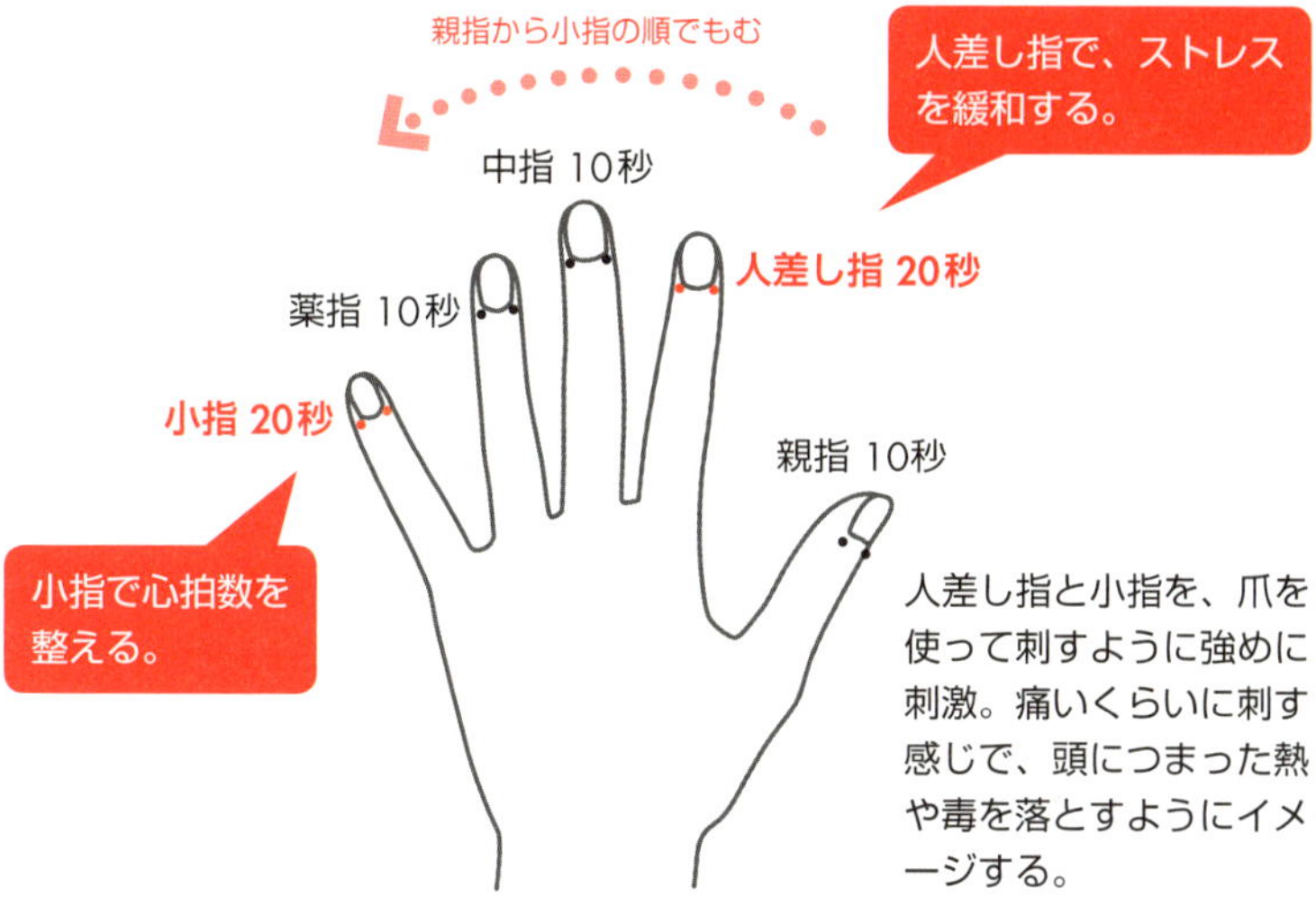

人差し指と小指を、爪を使って刺すように強めに刺激。痛いくらいに刺す感じで、頭につまった熱や毒を落とすようにイメージする。

❷副交感神経タイプ

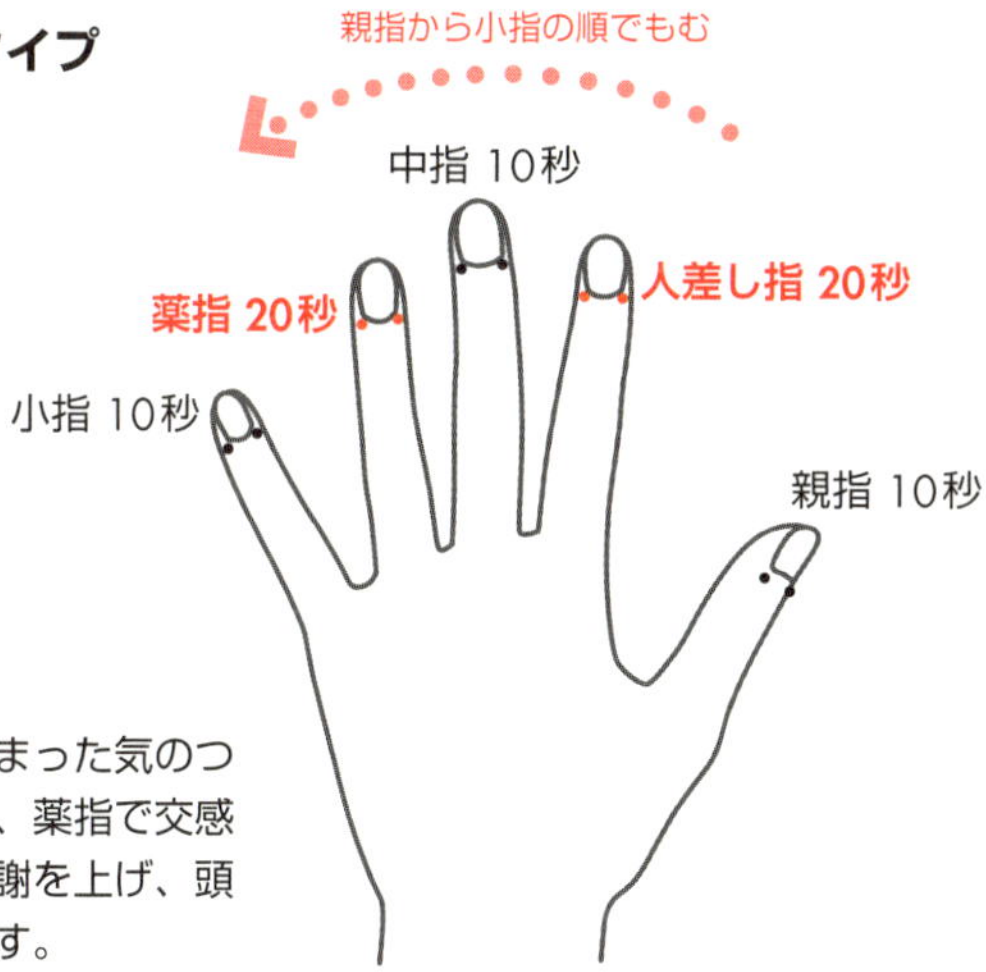

人差し指で頭に溜まった気のつまりを流しながら、薬指で交感神経を刺激して代謝を上げ、頭に溜まった毒を流す。

➡交感神経、副交感神経のタイプ診断はP.72-73

便秘

排泄系を強化し、胃腸を活性化

一般的に、便秘には次の3つのタイプがあります。

- 便意の我慢しすぎ → 直腸の神経が鈍くなる「直腸性便秘」
- 筋力低下や無理なダイエット → 大腸のぜん動運動が低下しておこる「弛緩性便秘」
- ストレスなどによる自律神経の乱れ → 大腸が過敏になっておこる「けいれん性便秘」

交感神経タイプの便秘は、腸が緊張によって硬くなることではたらきが悪くなったり、便が乾燥しやすくなったりしておこります。

また、水分の循環が悪く、冷えなどによって腸のはたらきが弱って便秘になる副交感神経タイプのものもあります。

❶交感神経タイプ

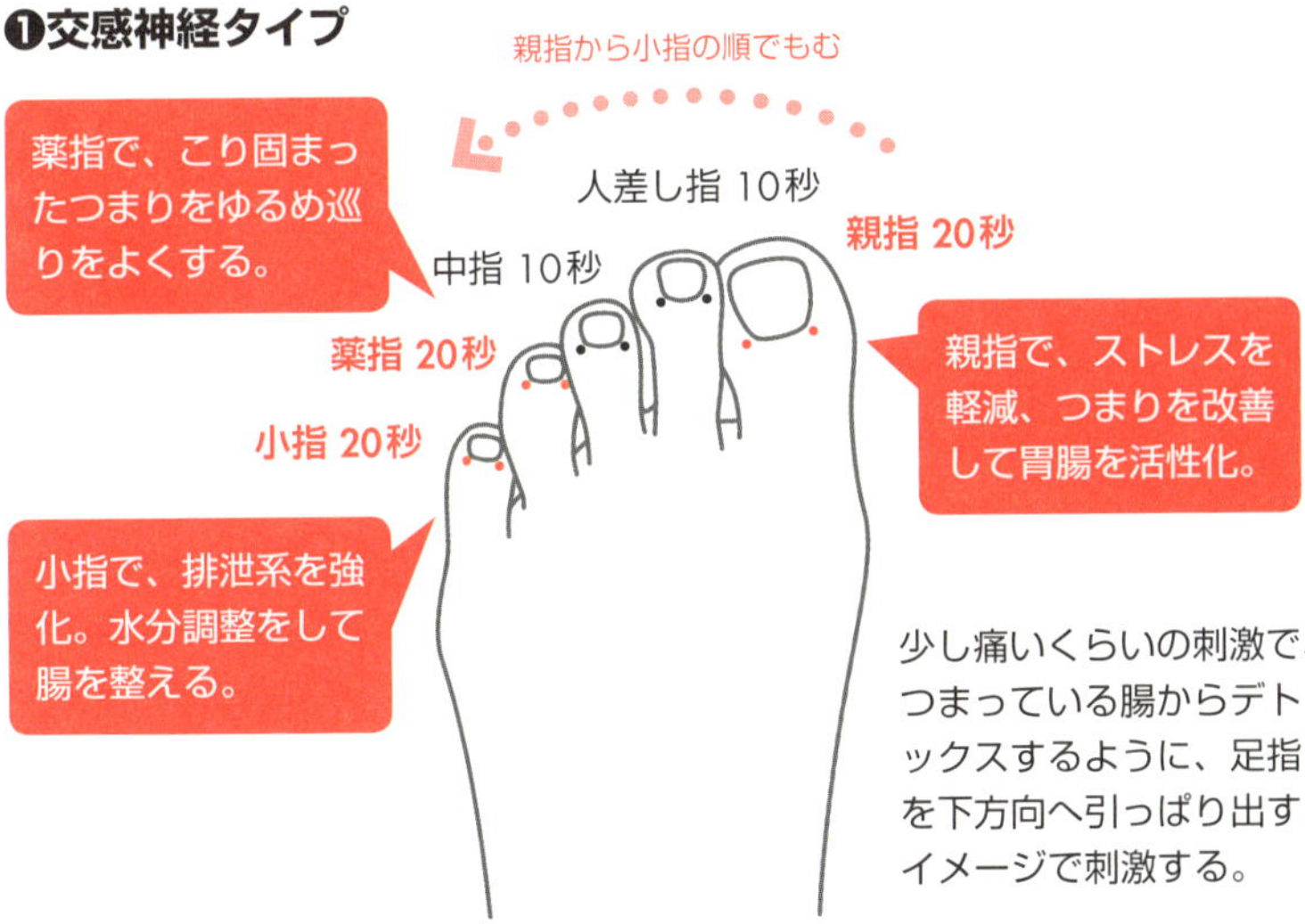
親指から小指の順でもむ
薬指で、こり固まったつまりをゆるめ巡りをよくする。
人差し指 10秒
親指 20秒
中指 10秒
薬指 20秒
親指で、ストレスを軽減、つまりを改善して胃腸を活性化。
小指 20秒
小指で、排泄系を強化。水分調整をして腸を整える。

少し痛いくらいの刺激で、つまっている腸からデトックスするように、足指を下方向へ引っぱり出すイメージで刺激する。

❷副交感神経タイプ

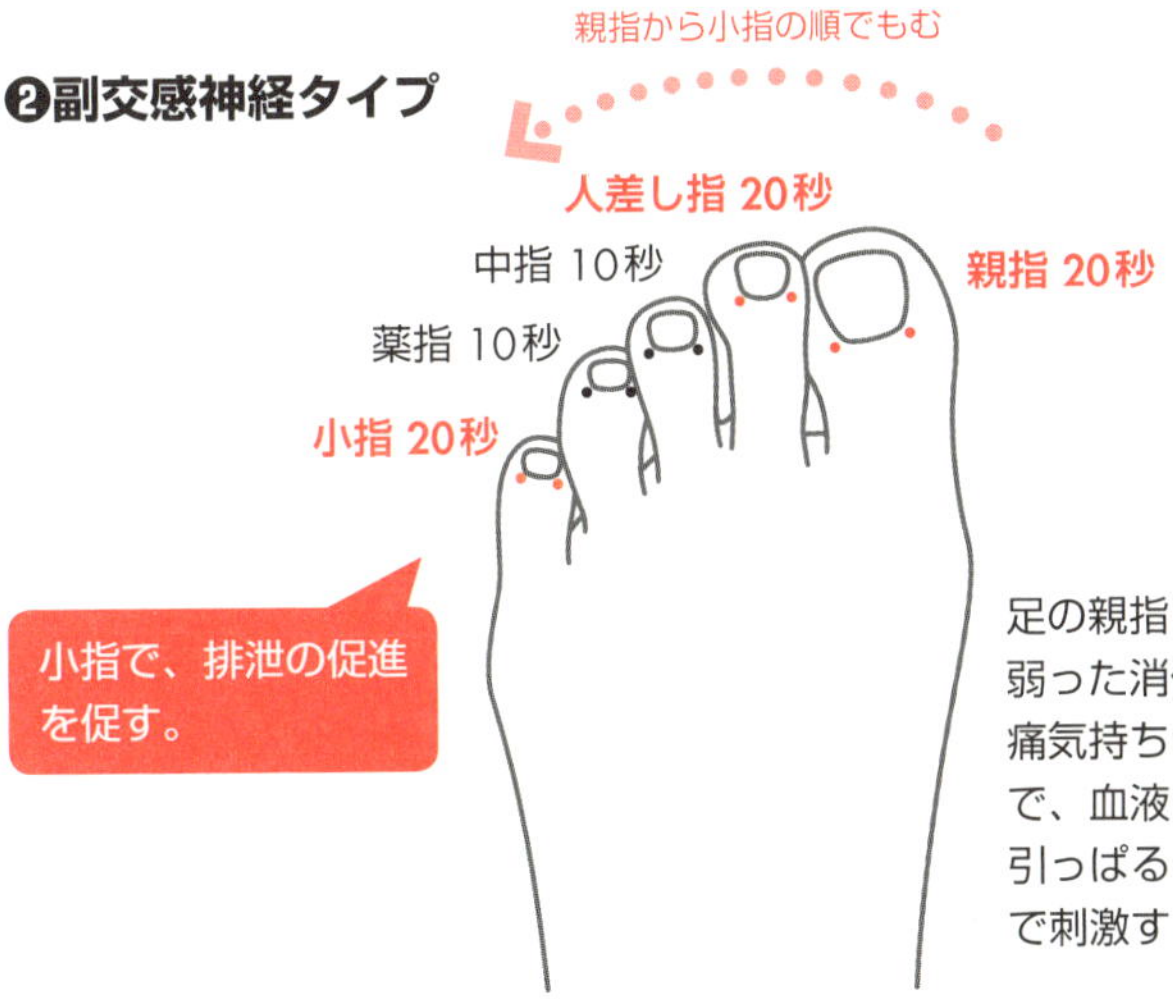
親指から小指の順でもむ
人差し指 20秒
中指 10秒
親指 20秒
薬指 10秒
小指 20秒
小指で、排泄の促進を促す。

足の親指・人差し指で、弱った消化器を活性化。痛気持ちいい深めの刺激で、血液を足先へ流して引っぱるようなイメージで刺激する。

➡交感神経、副交感神経のタイプ診断はP.72-73

うつ・不眠

「朝、起きられない」「夜、眠れない」の両方のタイプに効く

うつ傾向の人には、交感神経タイプと副交感神経タイプの2つがあります。

副交感神経タイプのうつは、「朝起きられない」「やる気が出ない」のが特徴です。代謝が悪いため、体が重く、だるい・眠いなどの症状があります。

しかし、免疫力が弱いわけではなく、うまくその力を使えていないだけです。体を使うことで、交感神経によい刺激が加わるので、なるべく体を動かすようにしましょう。

一方、**交感神経タイプのうつは、ストレスに対して過剰にがんばってしまい、「夜、眠れない」のが特徴**です。このタイプはつねに気を張っているので、体の悲鳴に気づかないまま突き進んで心身を壊します。

❶交感神経タイプ

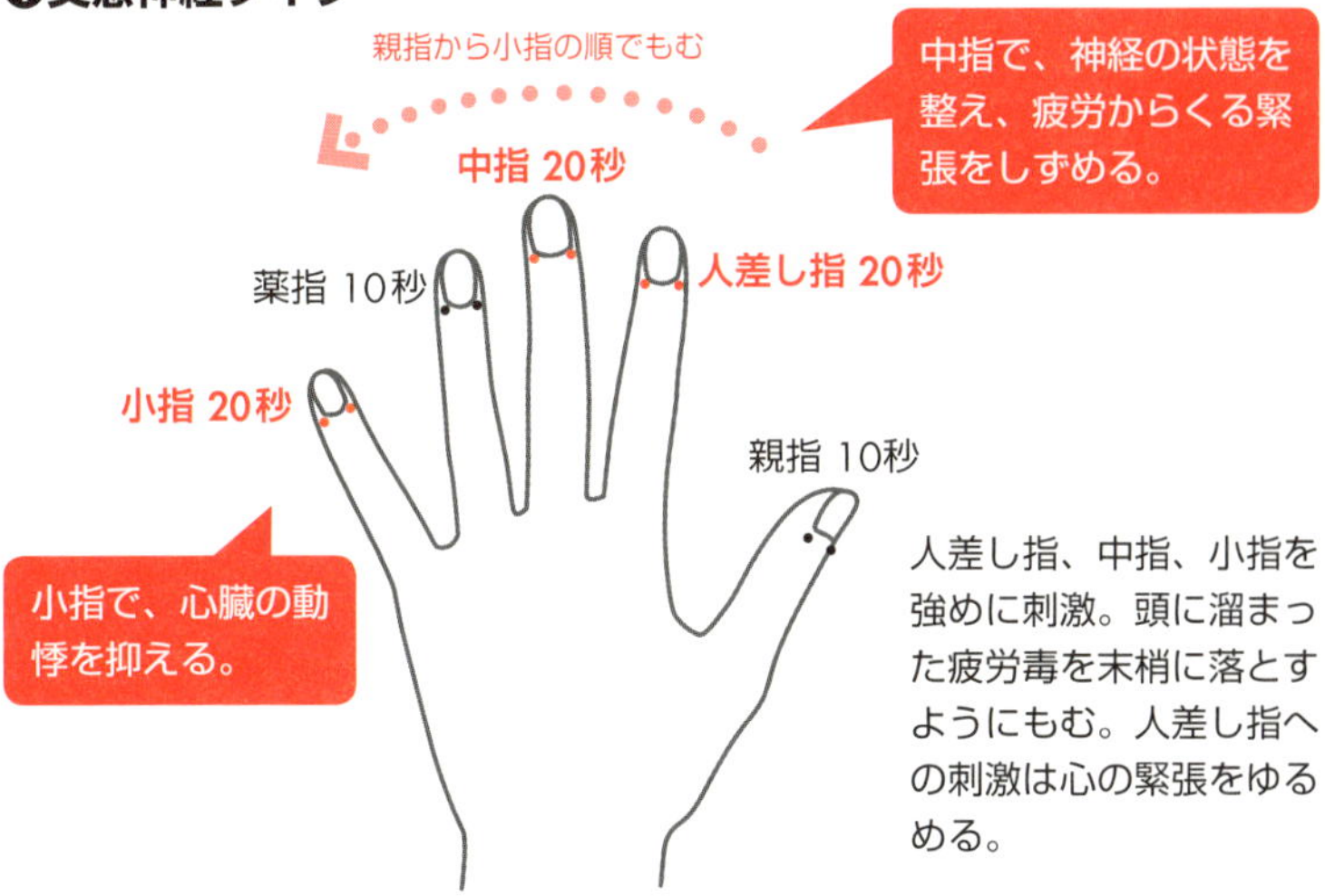
親指から小指の順でもむ
中指で、神経の状態を整え、疲労からくる緊張をしずめる。
中指 20秒
人差し指 20秒
薬指 10秒
小指 20秒
親指 10秒
小指で、心臓の動悸を抑える。

人差し指、中指、小指を強めに刺激。頭に溜まった疲労毒を末梢に落とすようにもむ。人差し指への刺激は心の緊張をゆるめる。

❷副交感神経タイプ

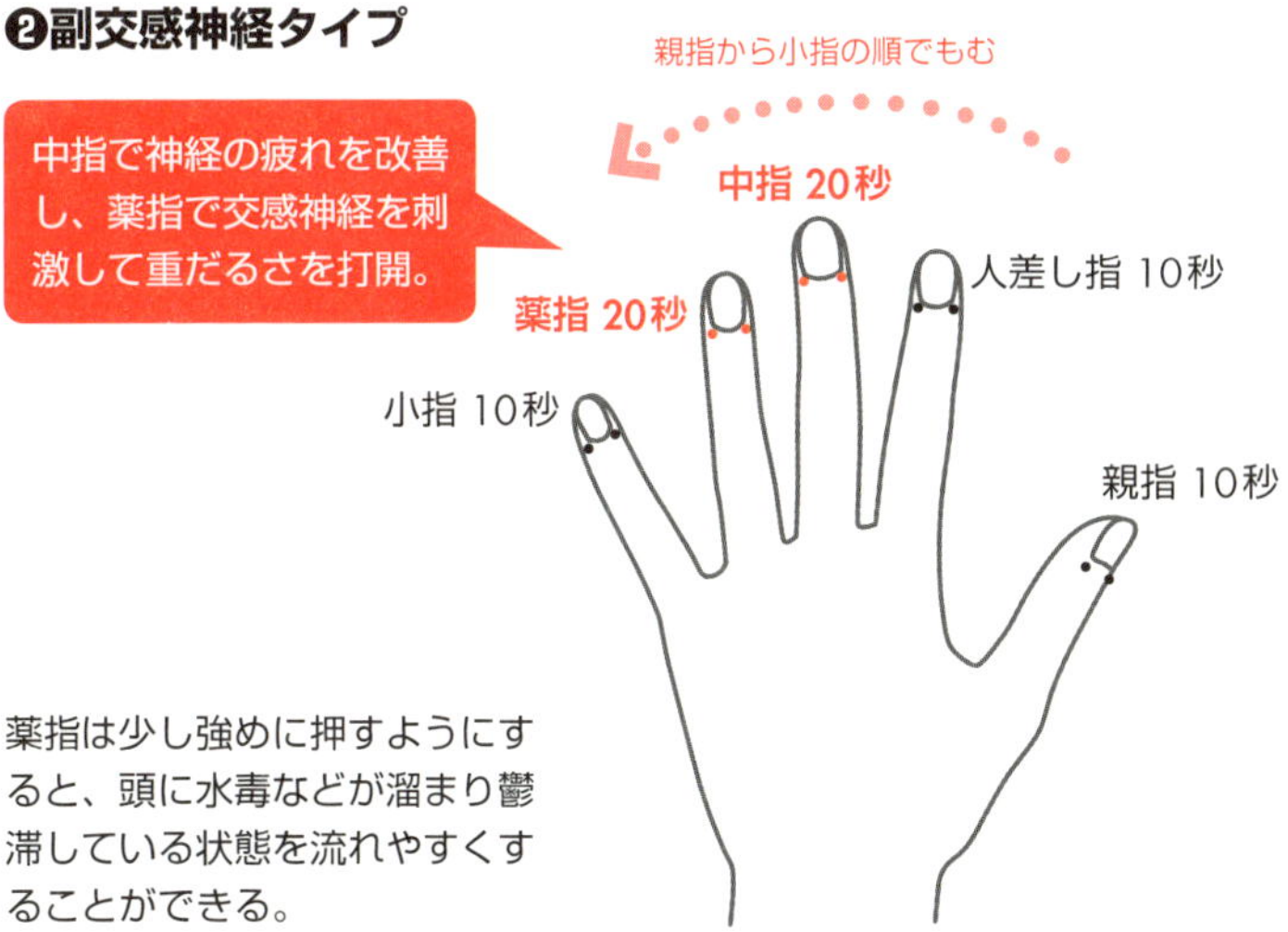
親指から小指の順でもむ
中指で神経の疲れを改善し、薬指で交感神経を刺激して重だるさを打開。
中指 20秒
人差し指 10秒
薬指 20秒
小指 10秒
親指 10秒

薬指は少し強めに押すようにすると、頭に水毒などが溜まり鬱滞している状態を流れやすくすることができる。

➡交感神経、副交感神経のタイプ診断はP.72-73

冷え

正しい熱バランス「頭寒足熱」に整える

現代人の体内の熱バランスは、大きくくずれています。

体よりも頭を多く使う生活のため、体が「頭熱足寒」の状態に陥っています。

正しい熱バランスは、頭が冷たくて足が温かい「頭寒足熱」です。

交感神経タイプの冷えは、体が臨戦態勢になり、体の中心部、または上へ熱を集めすぎて末梢に冷えがおこります。

また血管の収縮しすぎからくる、全身の血行不良も原因です。

副交感神経タイプの冷えは、血管の収縮作用と代謝が悪く、血流が弱くなることによっておこります。とくに下半身に水が溜まり、むくみやすい傾向にあります。

❶交感神経タイプ

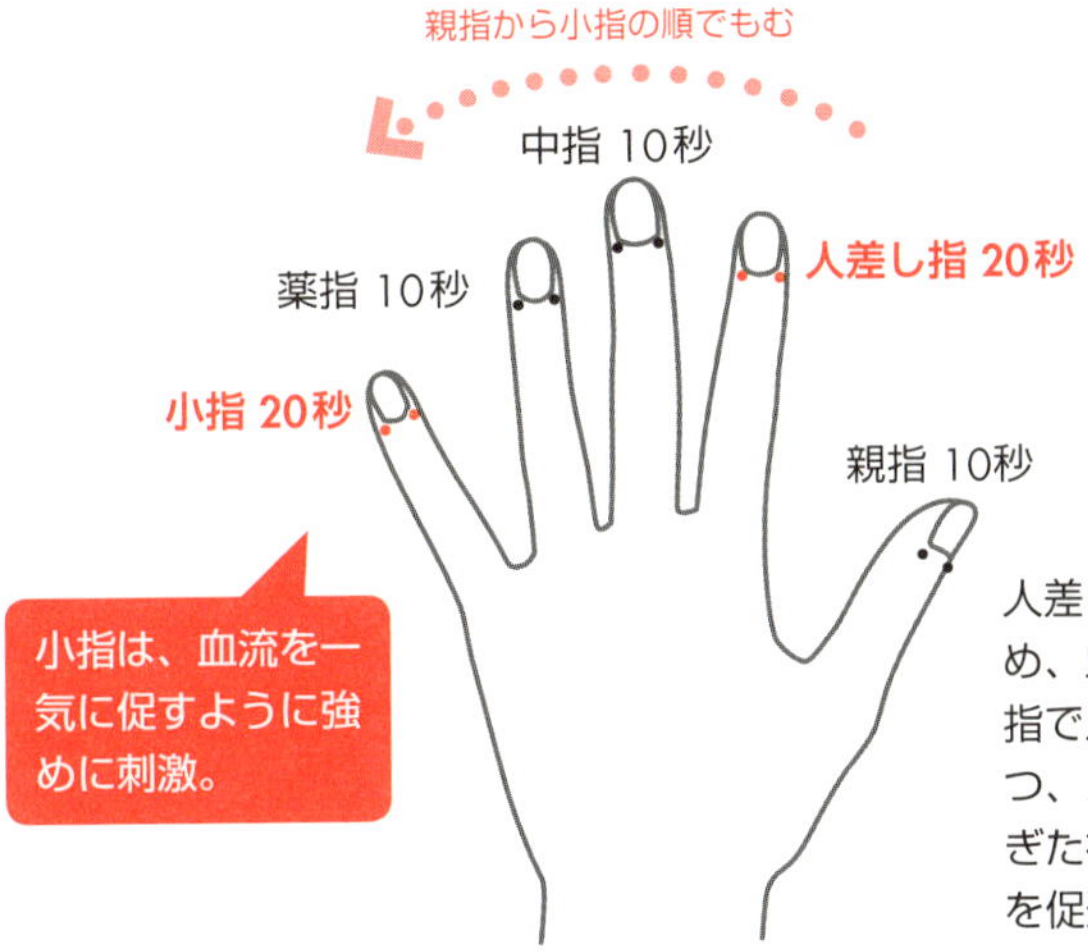

人差し指で、緊張をゆるめ、血液循環を強化。小指で血液の流れを整えつつ、ストレスで興奮しすぎた神経を和らげて血行を促進する。

❷副交感神経タイプ

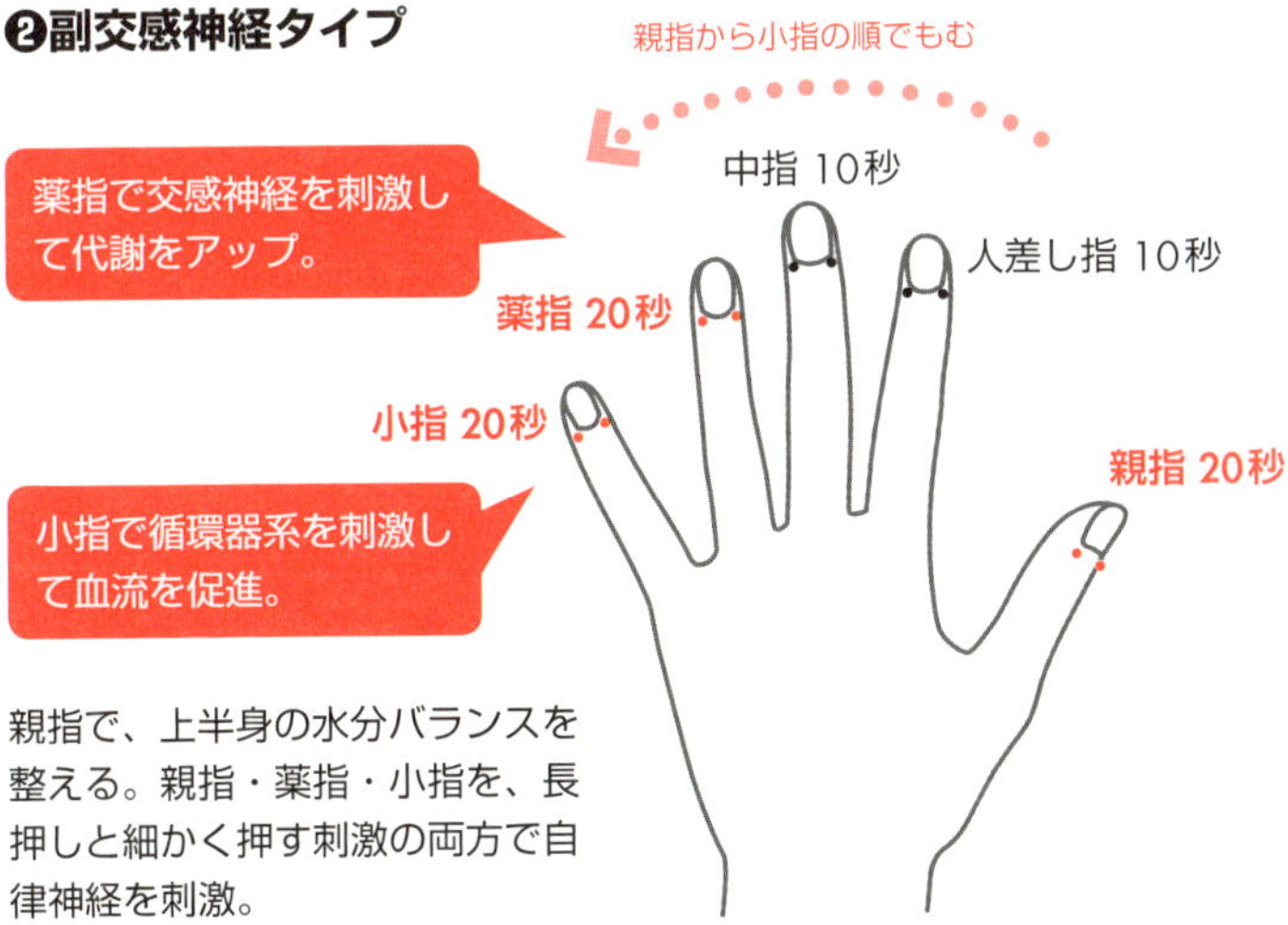

親指で、上半身の水分バランスを整える。親指・薬指・小指を、長押しと細かく押す刺激の両方で自律神経を刺激。

➡交感神経、副交感神経のタイプ診断はP.72-73

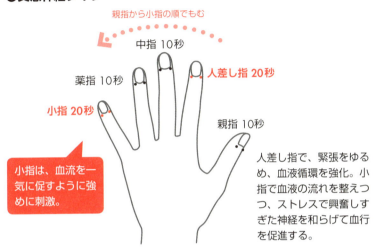

高血圧

爪もみでナトリウムの排泄力を高める

交感神経には、心臓の収縮力を高め、心拍数を増やして、血圧を上昇させるはたらきがあります。

高血圧は、働きすぎやストレスの多い環境によって、交感神経が過剰に優位になっておこる病気です。

「塩分を控えているのに、血圧が下がらない」と悩んでいる方が大勢います。

しかし、いくら塩分を控えても、自律神経のバランスがくずれていれば、ナトリウムがうまく排出されないため、塩分のとりすぎと同じような状態になります。

爪もみは、自律神経のバランスを整えナトリウムの排泄を促進し、血圧を安定させます。

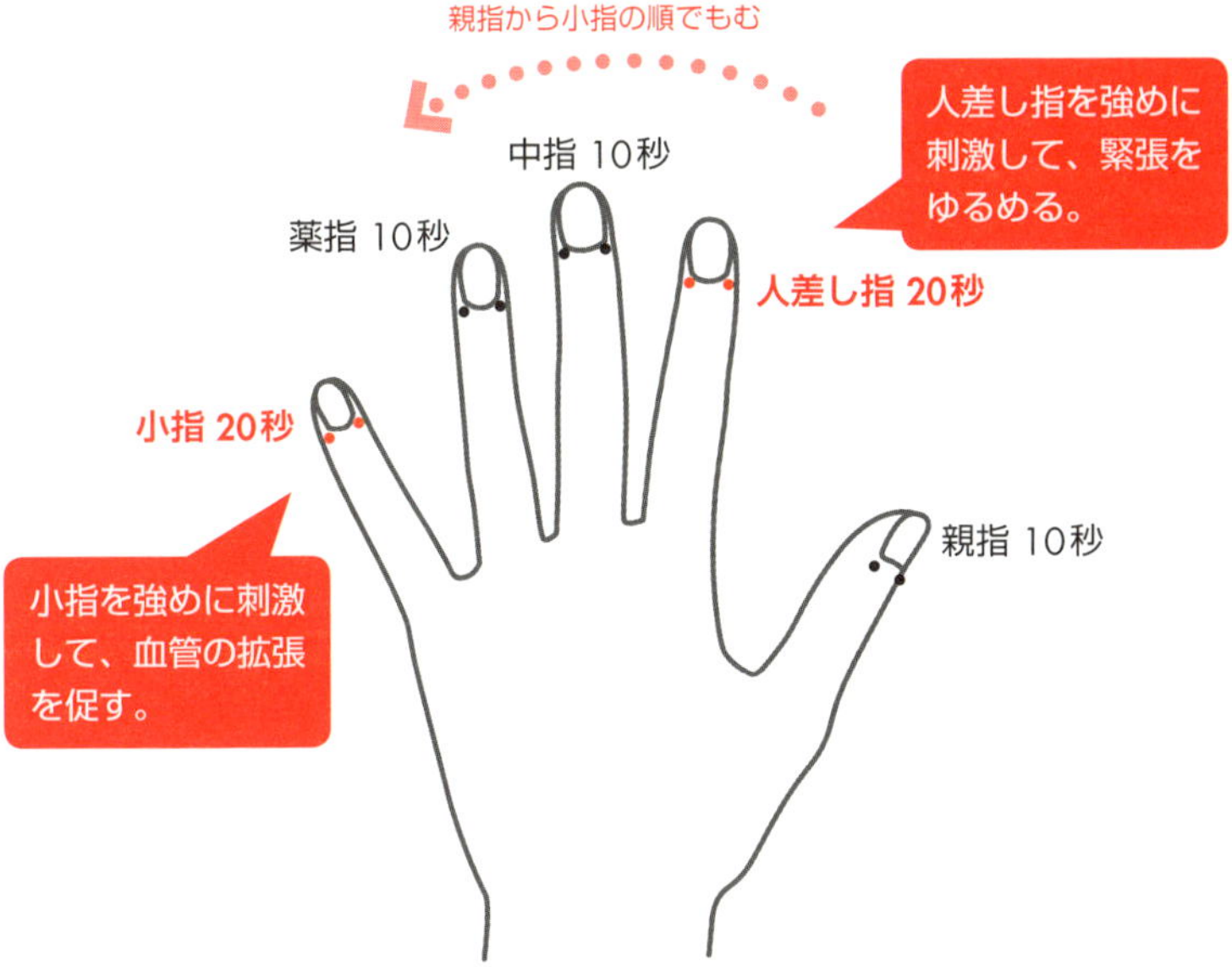
親指から小指の順でもむ
人差し指を強めに刺激して、緊張をゆるめる。
中指 10秒
薬指 10秒
人差し指 20秒
小指 20秒
親指 10秒
小指を強めに刺激して、血管の拡張を促す。

小指は心臓のはたらきをよくし、血液循環を整える。血の巡りをよくして、血液をさらさらにする効果もある。

糖尿病

予備群も合わせると、国民の6人に1人が糖尿病

予備群も含めれば、糖尿病の患者数は2000万人にも達するといわれています。国民の6人に1人が現代病ともいわれる、この生活習慣病にかかっている計算です。

糖尿病は初期段階では自覚症状がほとんどなく、放っておくとさまざま合併症を引きおこします。

交感神経タイプの糖尿病は、膵臓などのはたらきが弱ることによっておこりますが、炎症を抑えるステロイド剤などの薬によっても膵臓機能は低下します。

副交感神経タイプの糖尿病は、食べすぎ・飲みすぎ、精白した糖のとりすぎ、運動不足によっておこります。

❶交感神経タイプ

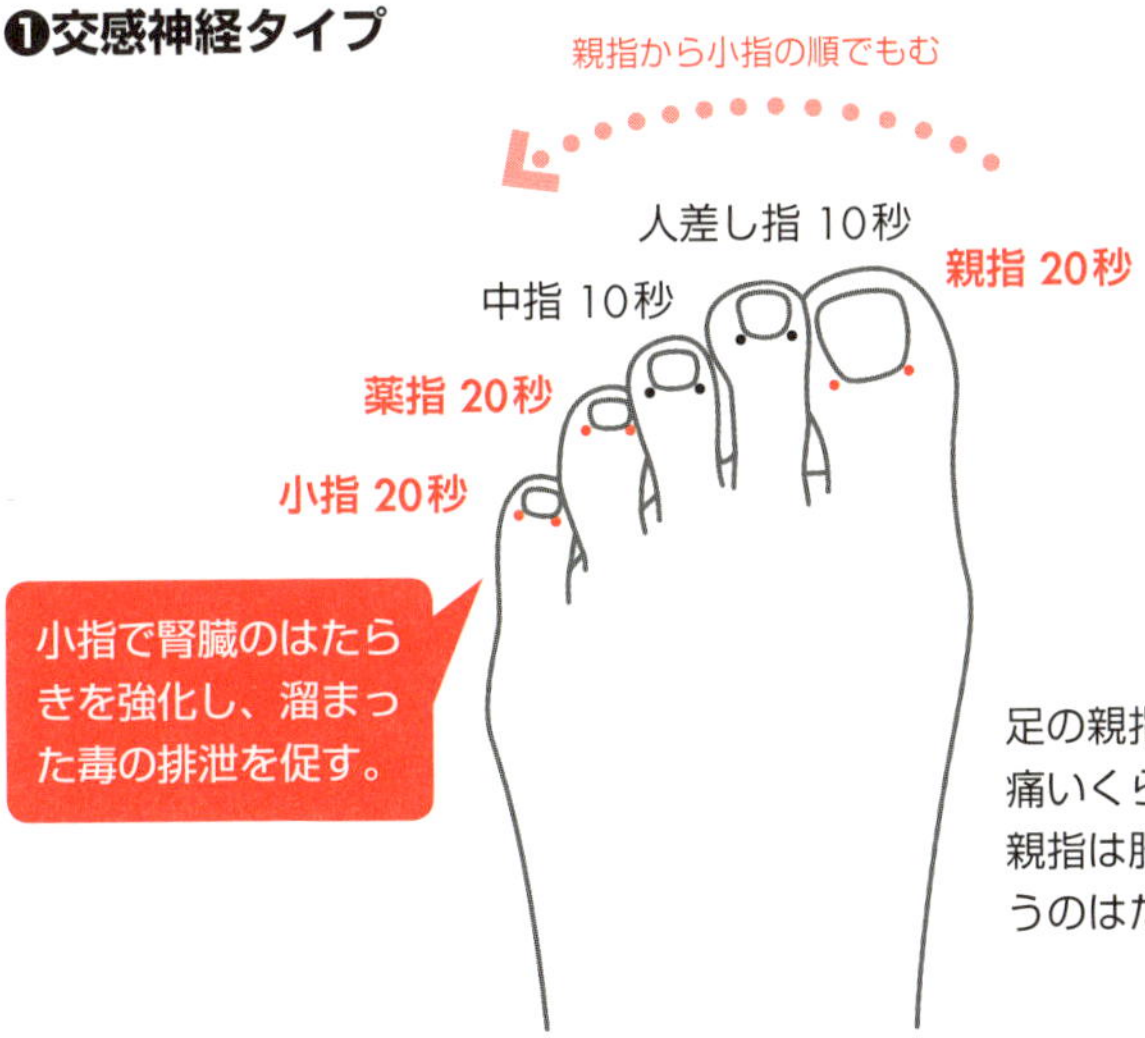
親指から小指の順でもむ
人差し指 10秒
親指 20秒
中指 10秒
薬指 20秒
小指 20秒
小指で腎臓のはたらきを強化し、溜まった毒の排泄を促す。

足の親指、薬指、小指を、痛いくらいに強めに刺激。親指は肝臓、薬指は胆のうのはたらきを促進する。

❷副交感神経タイプ

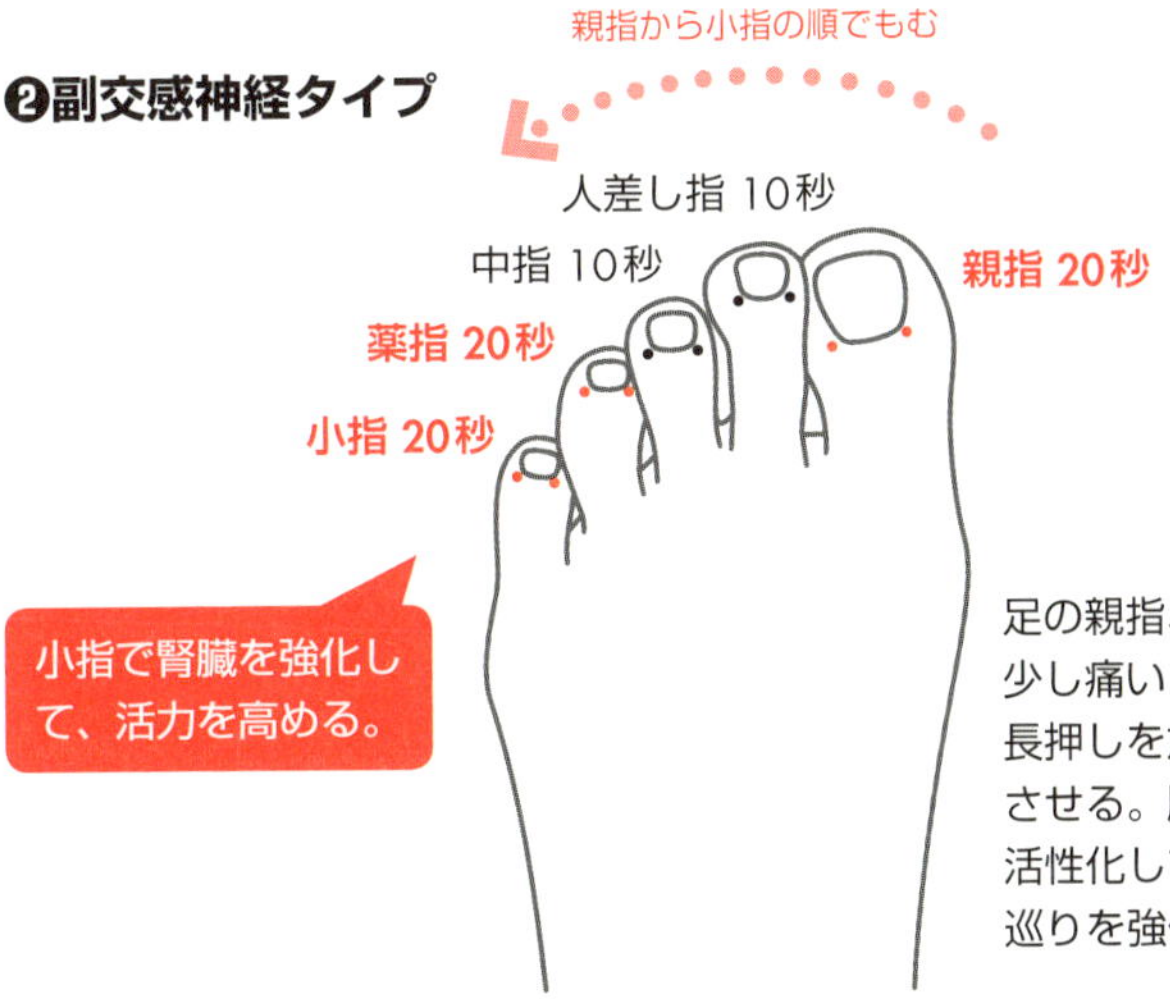
親指から小指の順でもむ
人差し指 10秒
中指 10秒
親指 20秒
薬指 20秒
小指 20秒
小指で腎臓を強化して、活力を高める。

足の親指、薬指、小指を少し痛いくらいに刺激。長押しを加えて体を覚醒させる。肝臓、胆のうを活性化して脂肪を分解、巡りを強化。

➡交感神経、副交感神経のタイプ診断はP.72-73

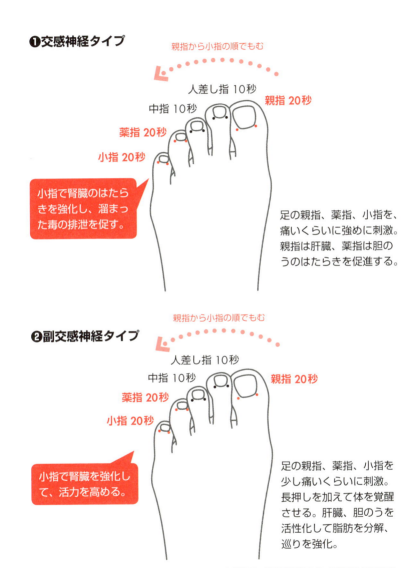

リウマチ

新陳代謝が悪い女性におこりやすい

体力が不足しがちで新陳代謝の悪い女性におこりやすく、男性に比べ5倍以上も高い発症率です。

血流が悪く、手足まで熱が届きにくいのがリウマチの特徴で、**副交感神経タイプの人がかかりやすい典型的な病気**です。

炎症は、免疫の異常によっておこるもので、自分の体の成分や組織を外敵とまちがって攻撃し、排除しようとしてしまいます。これは、免疫の過剰な反応ともいえます。

自律神経のはたらきが弱くなっているので、強めの刺激で手足の爪の生えぎわをもむことで、体を目覚めさせます。

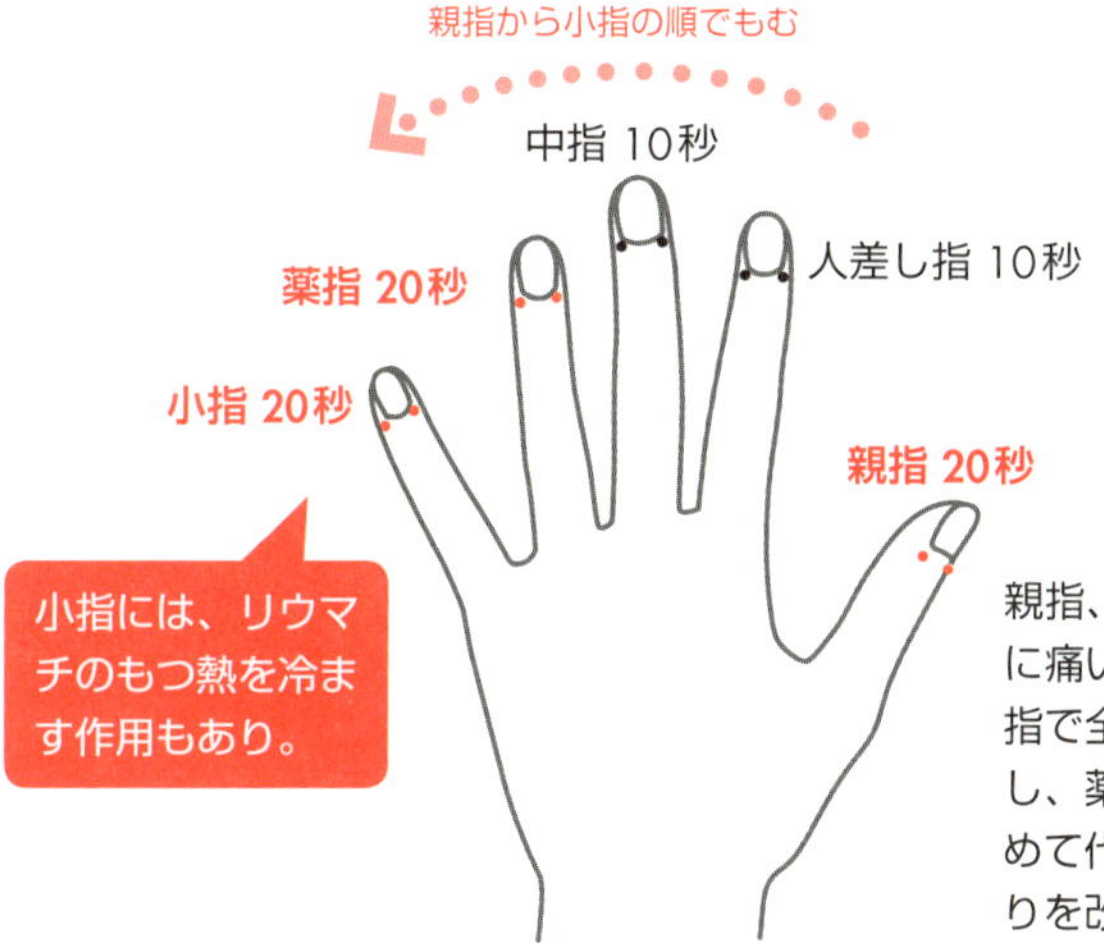

親指、薬指、小指を強めに痛いくらいに刺激。親指で全身の水はけをよくし、薬指で交感神経を高めて代謝を上げ、血の巡りを改善。

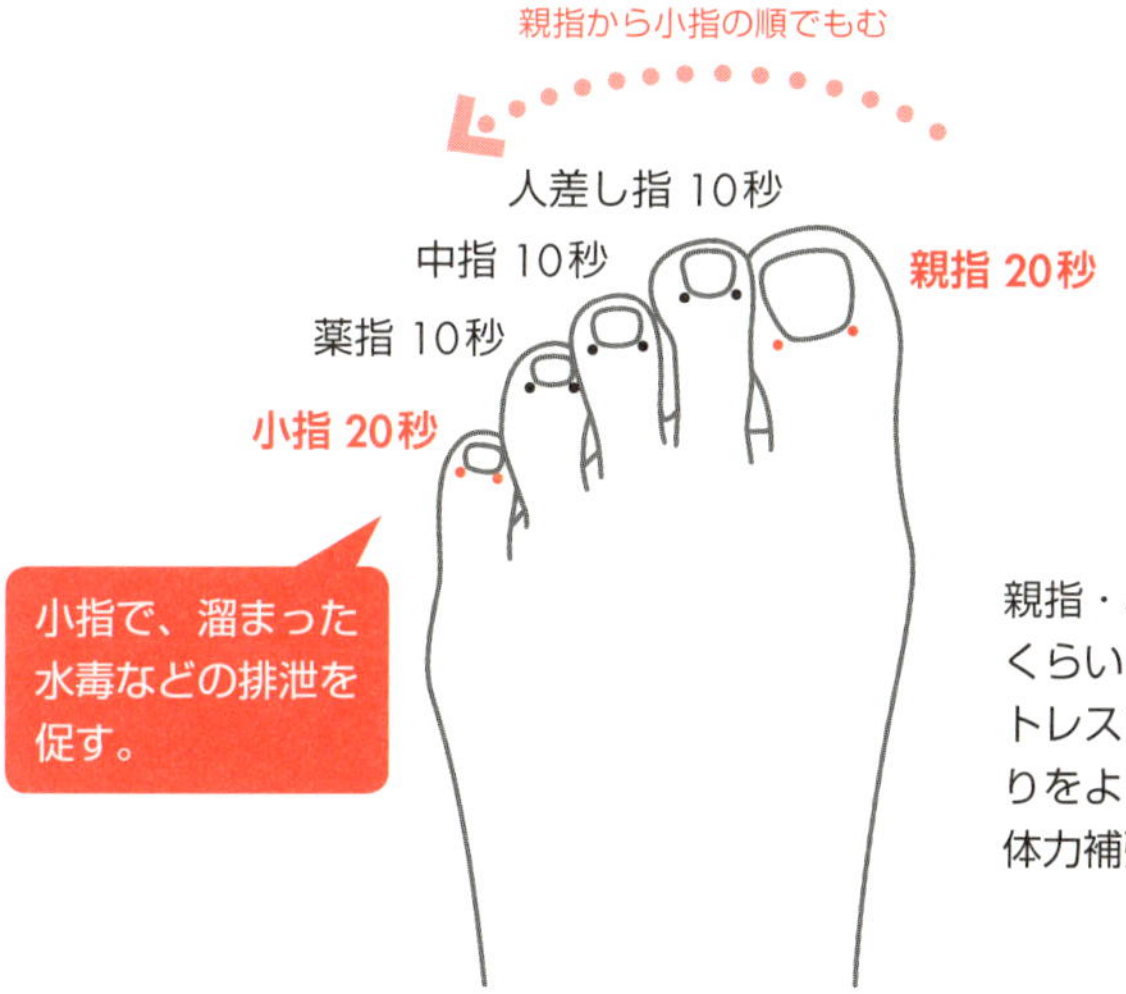

親指・小指を強めに痛いくらいに刺激。親指でストレスをゆるめ、血の巡りをよくして冷えを解消、体力補強。

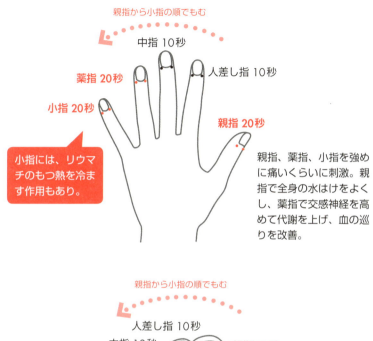

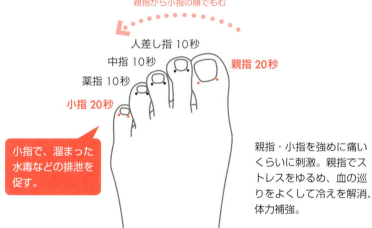

耳鳴り

高音のものと低音のものの2種類がある

日本では、10〜15%くらいの人が耳鳴りを感じているといわれています。しかし病院で検査しても、内耳や中耳、三半規管には異常がない場合がほとんどです。西洋医学では原因が解明されておらず、**自律神経のバランスのくずれによる血流障害ともいわれます。**

耳鳴りには、高音のものと低音のものの2種類があり、**高音の耳鳴りは、過度の緊張からおこるもので、若い人にも見られる**交感神経過多の症状です。

一方、**低音の耳鳴りは、過労や体力の衰えによっておこります。**高音が聞こえず、低音しか聞こえなくなるこの耳鳴りは、年配の方に多いのが特徴です。

❶高音

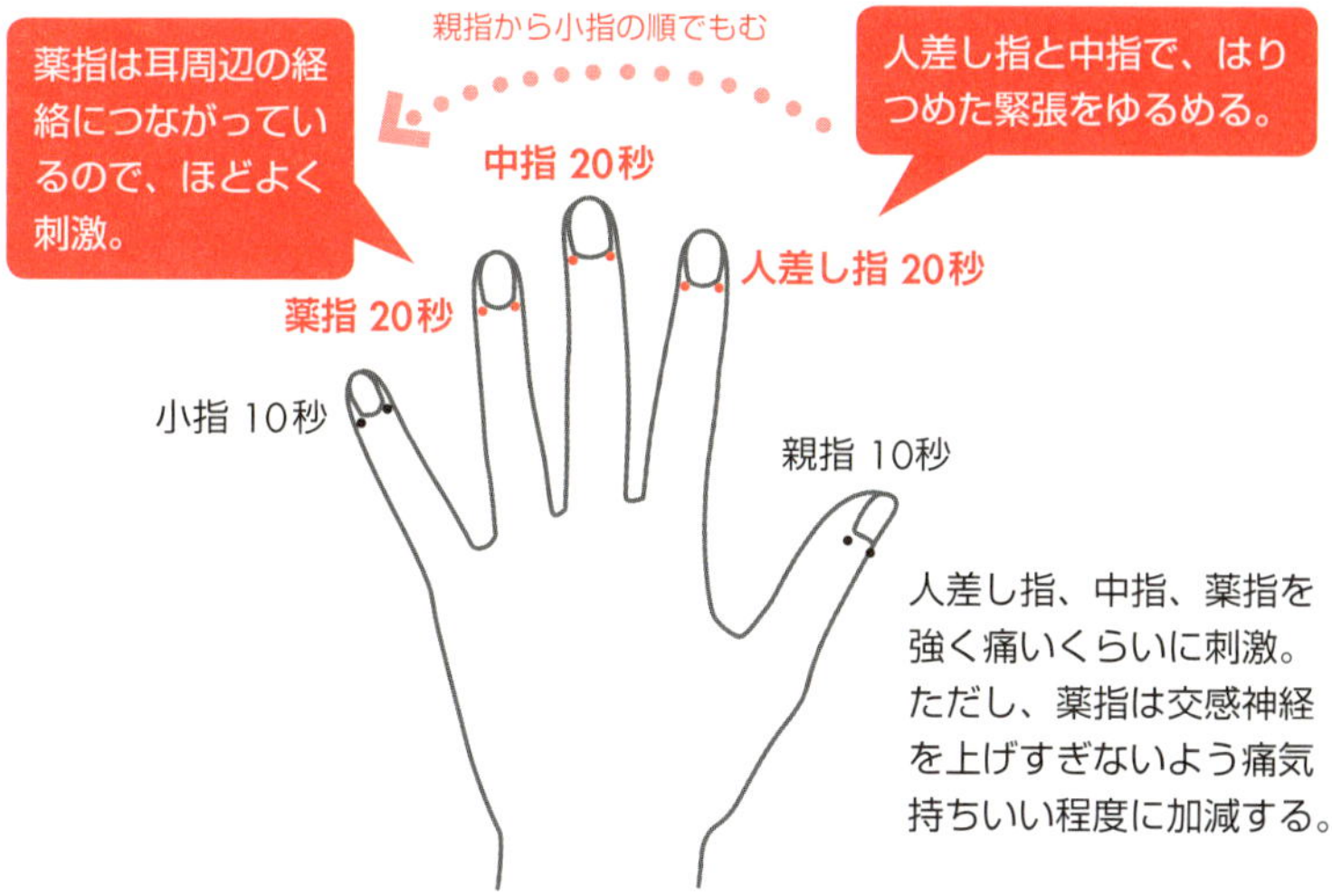
親指から小指の順でもむ
薬指は耳周辺の経絡につながっているので、ほどよく刺激。
人差し指と中指で、はりつめた緊張をゆるめる。
中指 20秒
人差し指 20秒
薬指 20秒
小指 10秒
親指 10秒

人差し指、中指、薬指を強く痛いくらいに刺激。ただし、薬指は交感神経を上げすぎないよう痛気持ちいい程度に加減する。

❷低音

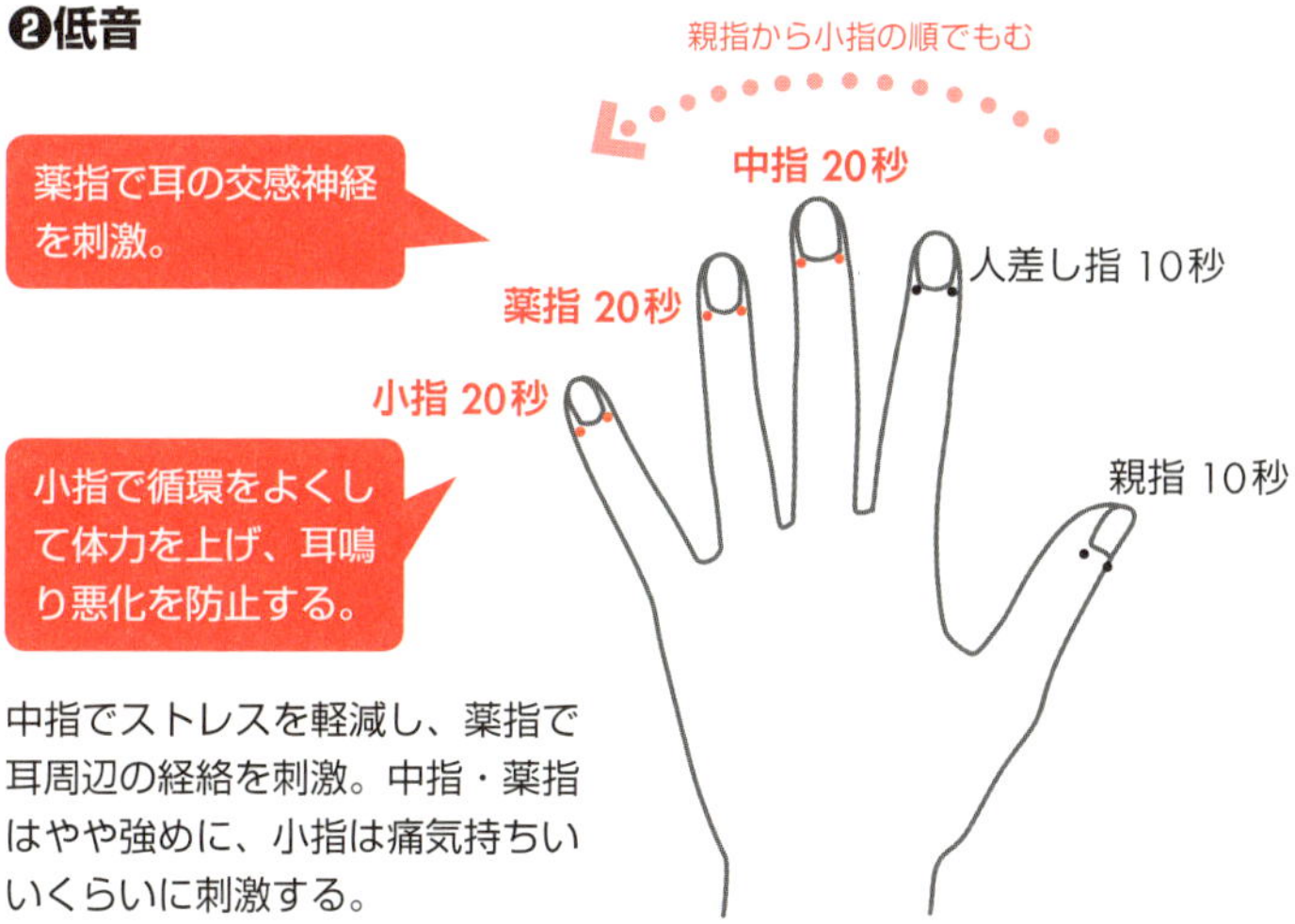
親指から小指の順でもむ
薬指で耳の交感神経を刺激。
中指 20秒
人差し指 10秒
薬指 20秒
小指 20秒
親指 10秒
小指で循環をよくして体力を上げ、耳鳴り悪化を防止する。

中指でストレスを軽減し、薬指で耳周辺の経絡を刺激。中指・薬指はやや強めに、小指は痛気持ちいいくらいに刺激する。

メニエール病

耳鼻科では原因不明とされることも

グルグルと回転するようなめまいが特徴のメニエール病は、内耳を満たす内リンパ液が増えすぎ、三半規管に水が溜まることでおきるといわれています。

メニエール病になる人は、交感神経のはたらきがあまりよくないため、低血圧になりやすく、血流やリンパ液の調整がうまくできません。

しかし、三半規管の血行不良によるめまいは、耳鼻科では原因不明とされてしまいます。

東洋医学では、胃液・腸液・鼻汁・涙・唾液などの水分調整や血圧を調整する経絡は「三焦経《さんしょうけい》」といわれ、その経絡とつながる薬指への刺激が効果を発揮します。

爪もみとともに、生活にメリハリをつけ、体力や筋肉をつけて症状を緩和しましょう。

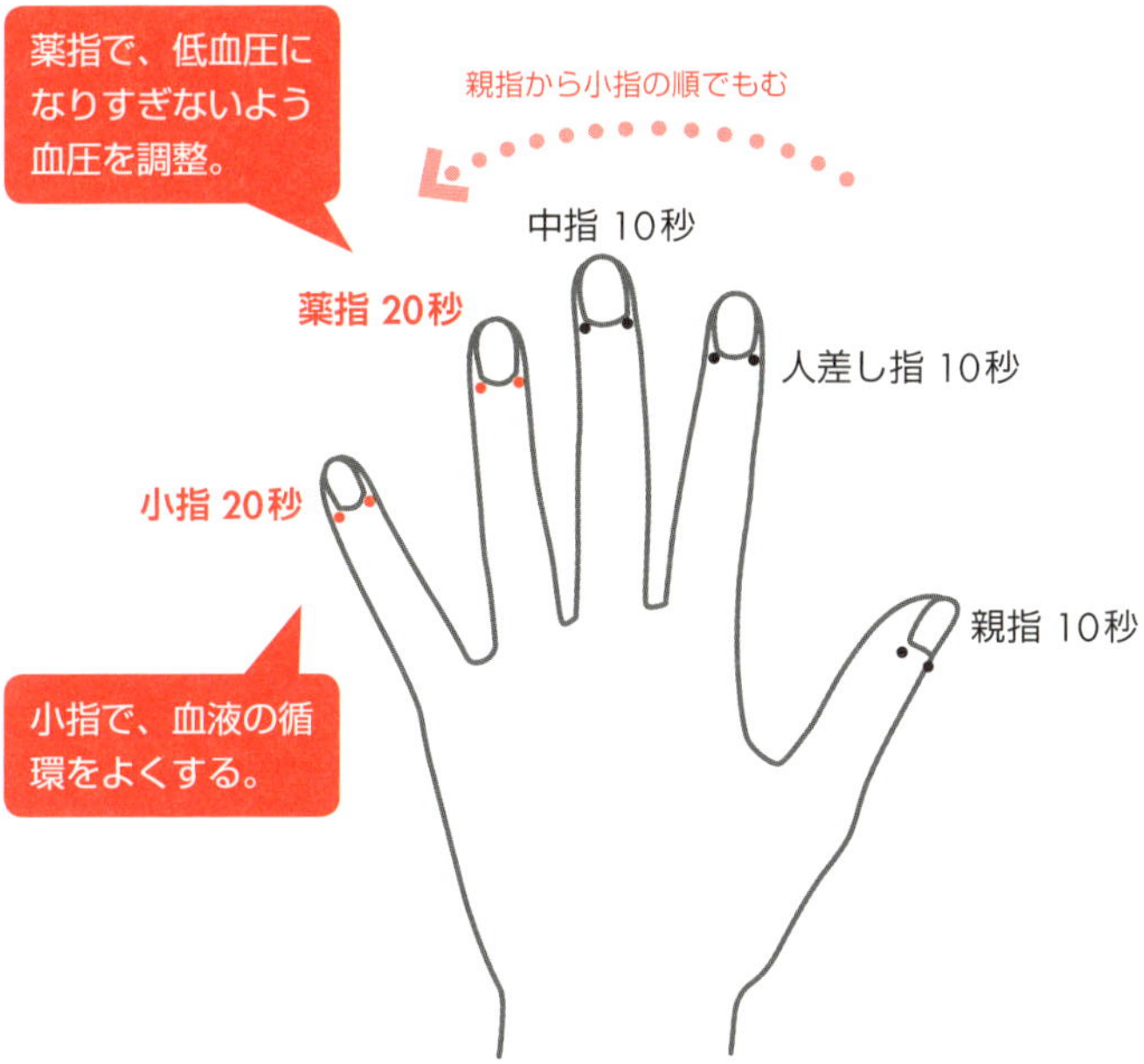

薬指で、低血圧になりすぎないよう血圧を調整。
親指から小指の順でもむ
中指 10秒
薬指 20秒
人差し指 10秒
小指 20秒
親指 10秒
小指で、血液の循環をよくする。

薬指・小指を痛気持ちいいくらいに刺激。薬指で、交感神経を適度に刺激し、血行を促進。薬指は三焦経の経絡で三半規管に効く。

不妊症ほか婦人病

子宮は解毒する力の強い場所

子宮は解毒する作用が高い器官で、生理は体の解毒作用の1つです。

現代は、働く女性も増え、ストレスの多い生活環境から、**交感神経タイプの婦人病が増えています。このタイプは血が粘りやすく、血行が滞りがちになります。**

そのため、子宮からの排毒を十分おこなうことができません。

一方、**副交感神経タイプの婦人病は、血行が悪く、下半身や子宮が冷え、酸素や栄養が子宮に届きにくくなっておこります。**

足の小指への刺激は、毒を排泄する効果が高く、生殖器系の機能を強化します。

❶交感神経タイプ

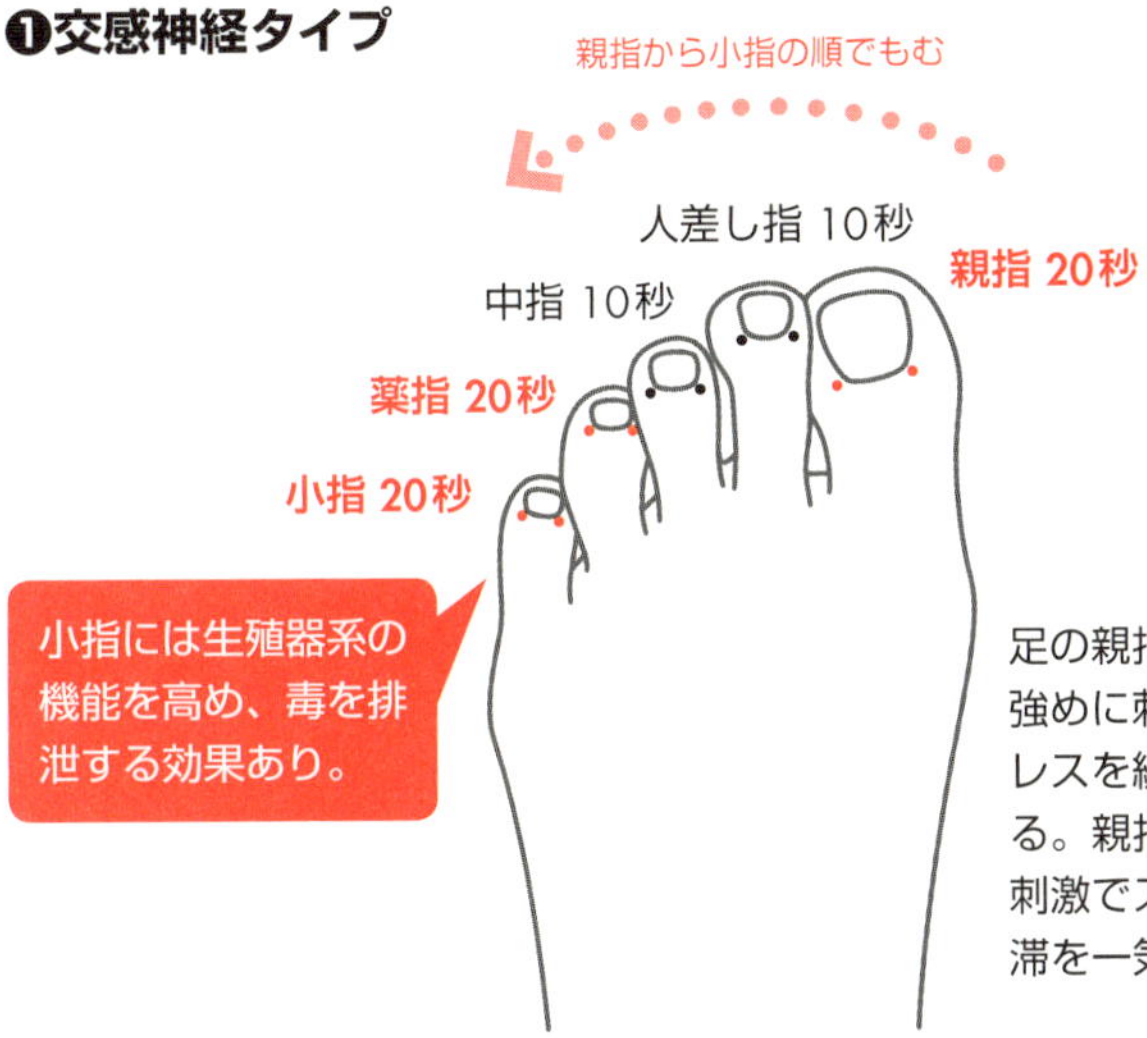
親指から小指の順でもむ
人差し指 10秒
親指 20秒
中指 10秒
薬指 20秒
小指 20秒
小指には生殖器系の機能を高め、毒を排泄する効果あり。

足の親指、薬指、小指を強めに刺激。親指でストレスを緩和し、鬱滞をとる。親指と薬指両方への刺激でストレスと血の鬱滞を一気に解消。

❷副交感神経タイプ

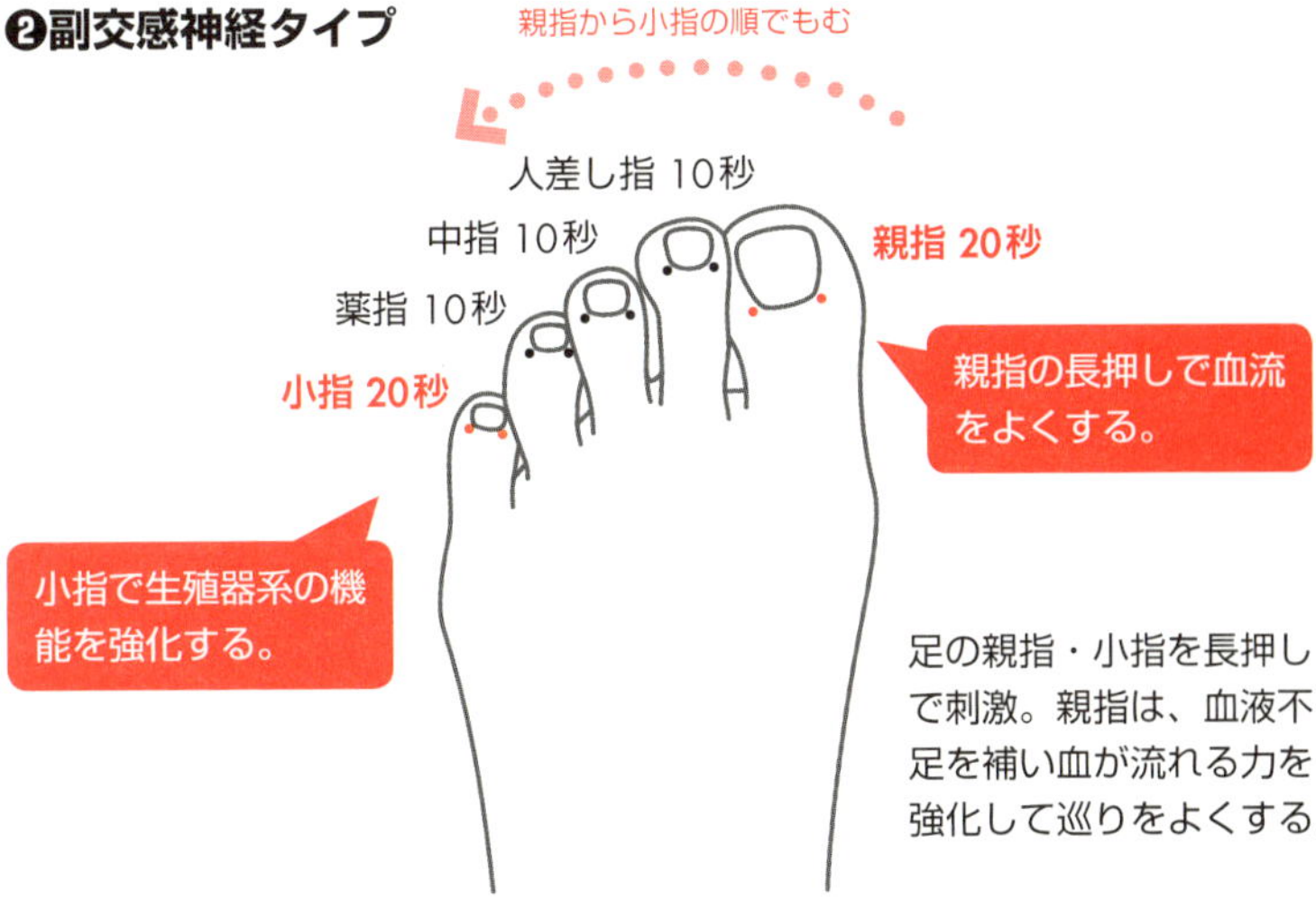
親指から小指の順でもむ
人差し指 10秒
中指 10秒
親指 20秒
薬指 10秒
小指 20秒
親指の長押しで血流をよくする。
小指で生殖器系の機能を強化する。

足の親指・小指を長押しで刺激。親指は、血液不足を補い血が流れる力を強化して巡りをよくする。

➡交感神経、副交感神経のタイプ診断はP.72-73

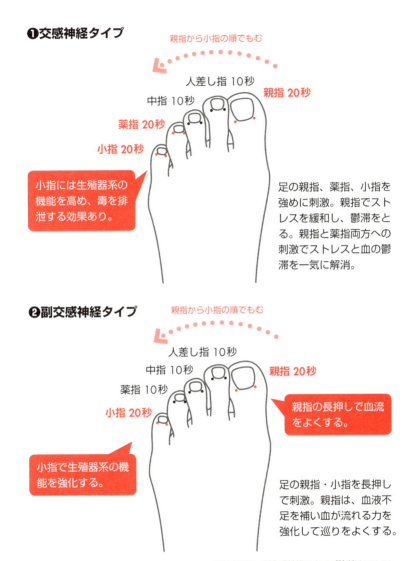

アレルギー性疾患（花粉症・アトピー・ぜんそくなど）

免疫力が高すぎるためにおこる疾患

アレルギーは、副交感神経タイプにおきる典型的な疾患で、現代病ともいわれています。

免疫力が高く、過剰にはたらきすぎるため、外敵を排出しようと過敏な反応がおきます。花粉や食べ物など、敵として反応する必要がないものにも過剰に反応してしまうのです。

アレルギー性疾患の原因は、食生活にもあります。

貧しかった時代に、アトピーや花粉症が少なかったことからわかるように、**高カロリー、高たんぱく質、高脂肪の食生活によって、免疫が増えすぎるのが原因**です。

適度な運動で汗をかき、爪もみで交感神経を刺激して徐々に改善していきましょう。

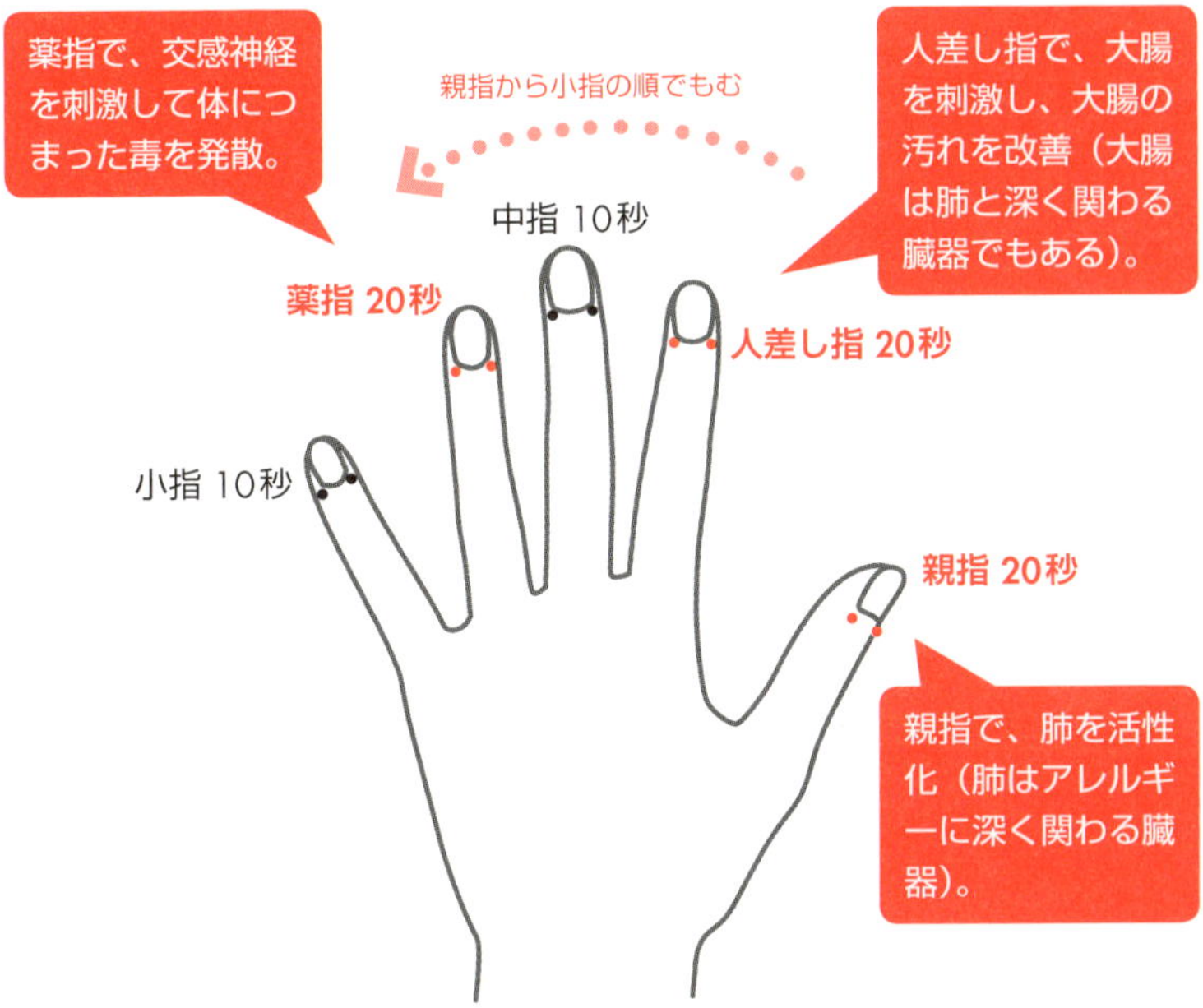

親指と人差し指、薬指を強めに刺激。自律神経が副交感神経優位になりすぎている場合は、交感神経を刺激するような強い刺激が効果的。

大腸がん

女性のがんによる死因第1位

大腸がんにかかる割合は、40歳代から増加し始め、50歳以上、高齢になるほど高くなります。

がんの死亡者数でみると、女性では第1位、男性では第3位です。

死亡者数・罹患《りかん》者数ともに急増し、この60年間で10倍以上に増えている現代病です。

交感神経タイプは、大腸に必要な水分が減り、流れが悪くなります。活性酸素などによる毒性も高くなり、腸が汚れやすくなるのが原因です。

副交感神経タイプは、大腸が冷えて血行が悪く、老廃物を排出できないのが原因です。

また、大腸がんの発生要因として、食品添加物や農薬、アルコール、動物性食品の摂取の増加も指摘されています。

❶交感神経タイプ

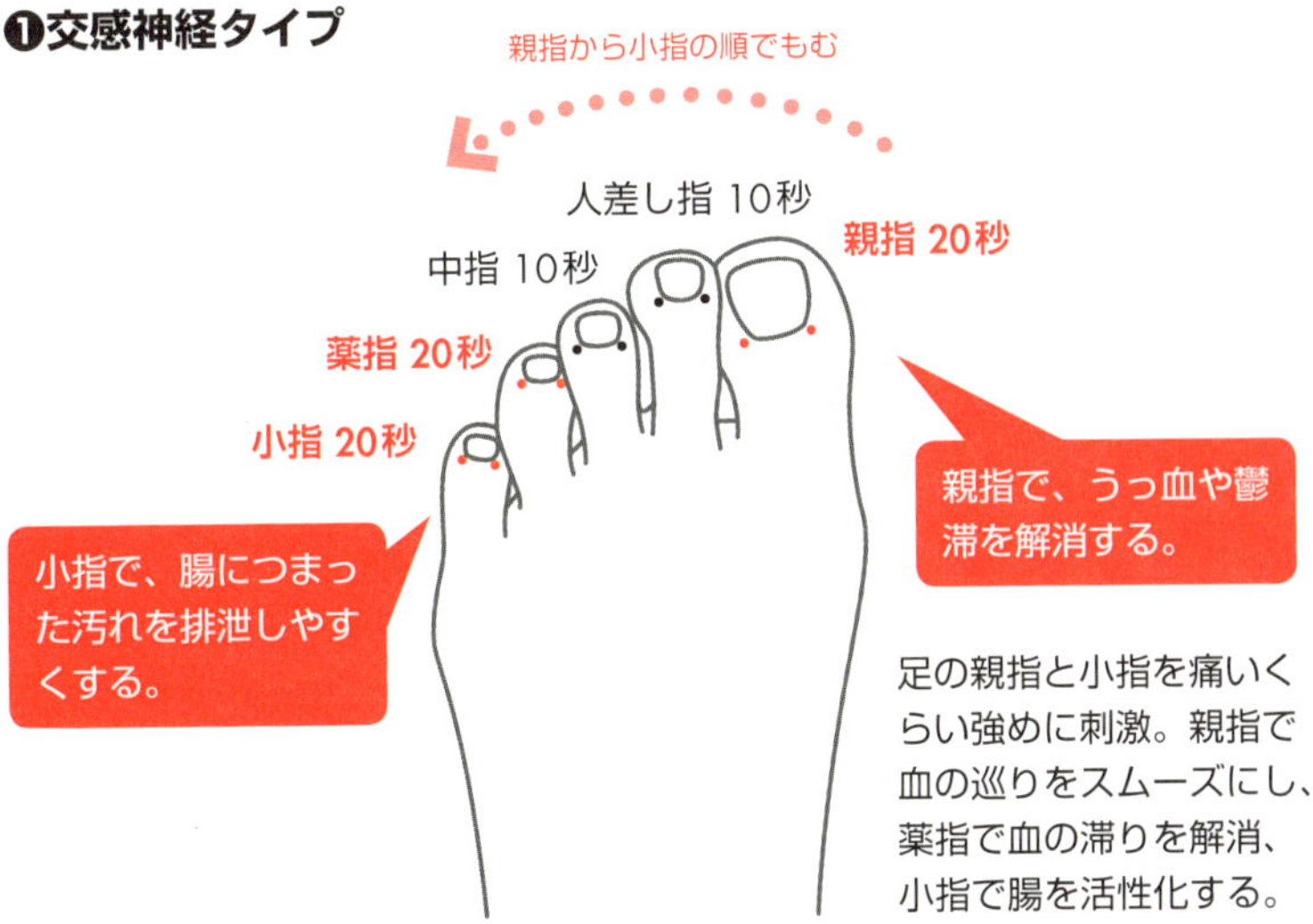
親指から小指の順でもむ
人差し指 10秒
親指 20秒
中指 10秒
薬指 20秒
小指 20秒
親指で、うっ血や鬱滞を解消する。
小指で、腸につまった汚れを排泄しやすくする。

足の親指と小指を痛いくらい強めに刺激。親指で血の巡りをスムーズにし、薬指で血の滞りを解消、小指で腸を活性化する。

❷副交感神経タイプ

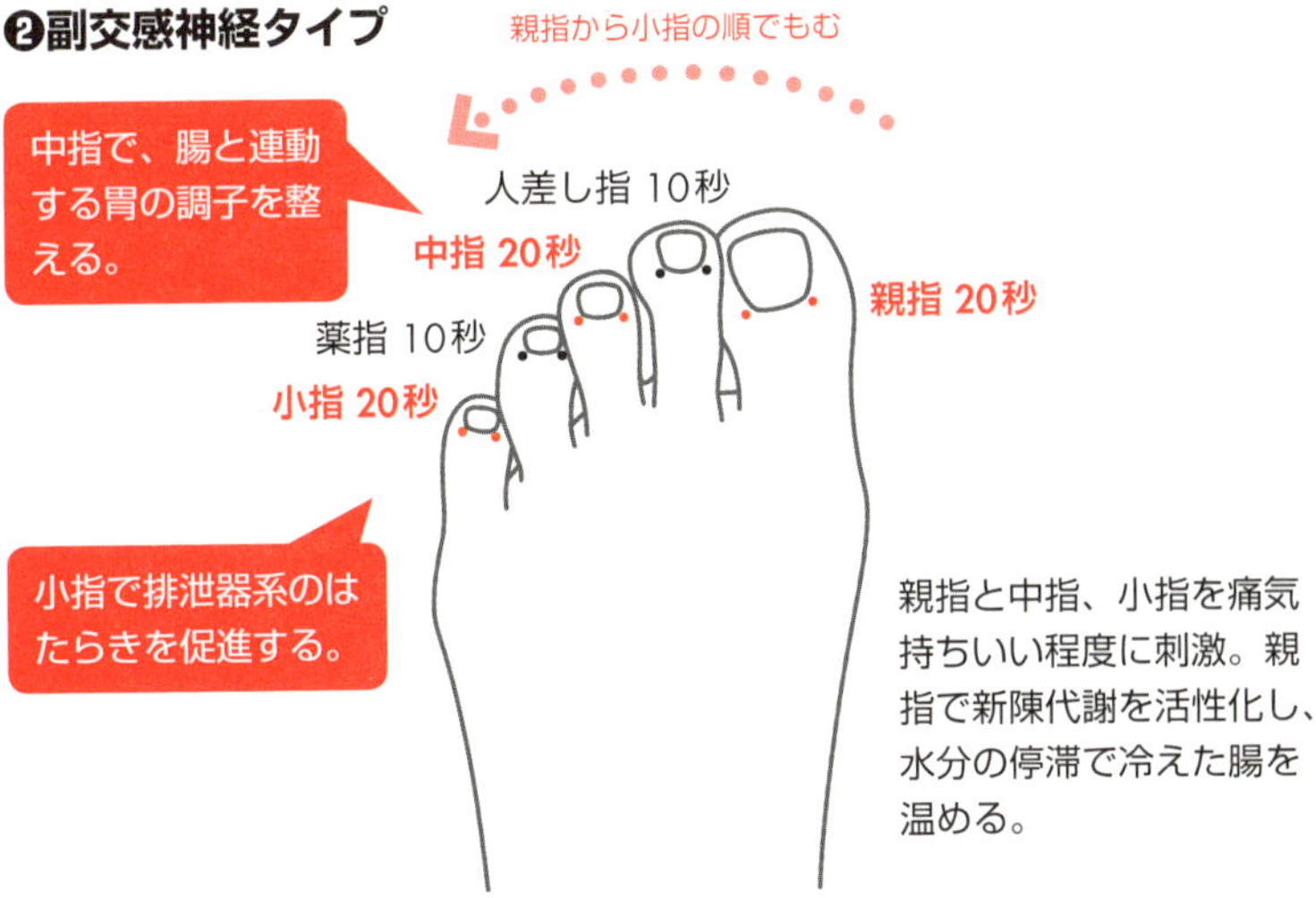
親指から小指の順でもむ
中指で、腸と連動する胃の調子を整える。
人差し指 10秒
中指 20秒
親指 20秒
薬指 10秒
小指 20秒
小指で排泄器系のはたらきを促進する。

親指と中指、小指を痛気持ちいい程度に刺激。親指で新陳代謝を活性化し、水分の停滞で冷えた腸を温める。

➡交感神経、副交感神経のタイプ診断はP.72-73

乳がん

精白食品や乳製品の食べすぎが誘因

乳がんは、体に水を溜めやすい副交感神経タイプの人におこりやすい病気です。

女性のがんの死亡率の第1位は大腸がんですが、罹患率で見れば乳がんがもっとも多くなっています。

現在、日本では、乳がんが急増しています。約20年前に比べると、各年代で大幅に患者数が増え、年間約5万人が乳がんにかかっています。

女性が閉経を迎える時期、40代後半から罹患率は急増します。

精製した白い食品（砂糖、小麦粉、白米など）に加え、乳製品（バター、牛乳、生クリームなど）の過剰摂取も関係していると考えられます。

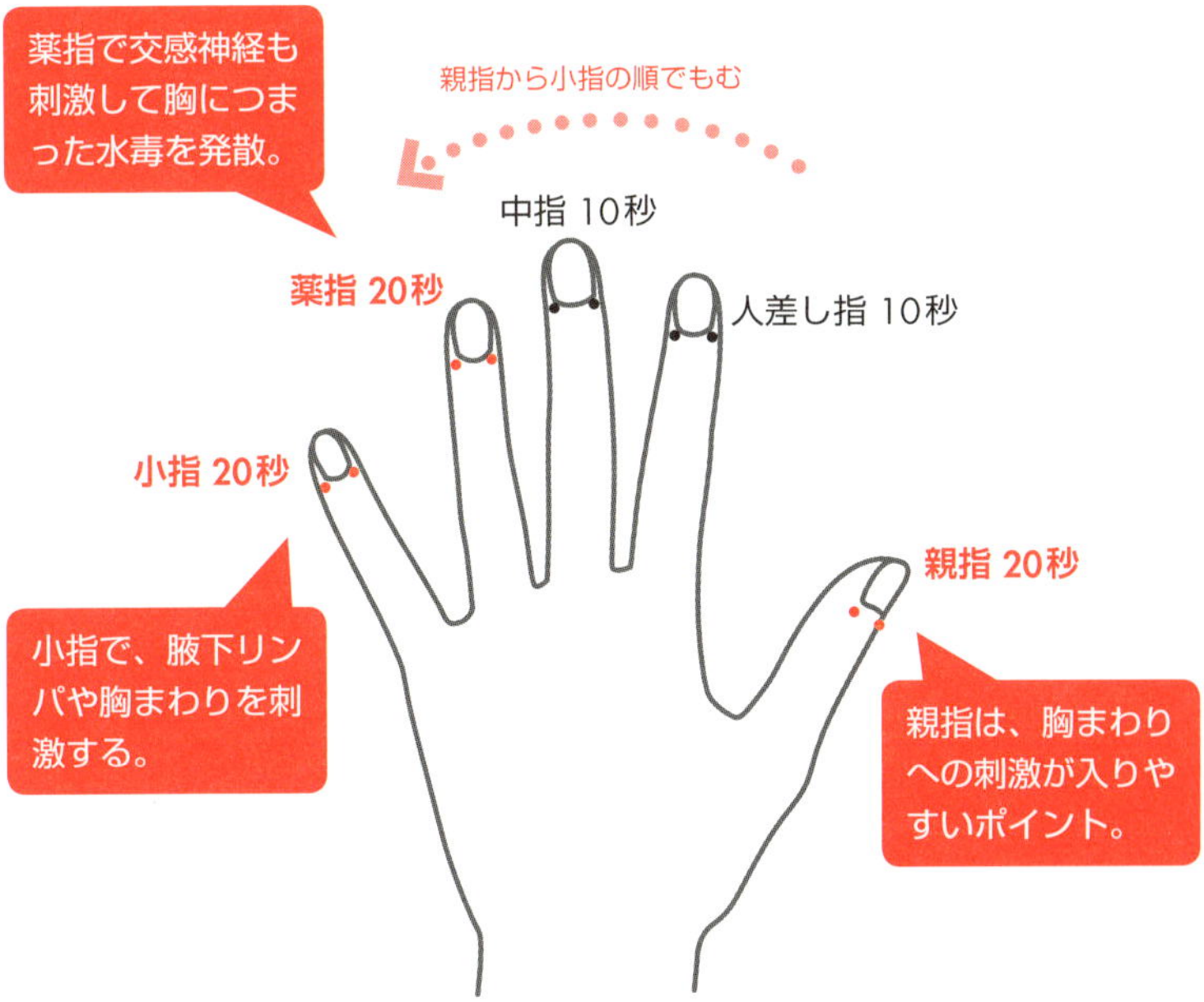

親指と小指を痛いくらいに強めに刺激。長押しに爪で刺すような刺激も加え念入りに。小指で心臓のはたらきを整え、血液循環を改善する。

コラム3

薬指を含む5本指への刺激で生命力アップ！

父が爪もみ治療を考案した当初、多くの病気は交感神経が過剰に優位になっておこると考えられていました。そして薬指は交感神経を刺激する指なので、以前は薬指以外の4本の指をもむように指導していました。その後、新潟大学大学院医歯学総合研究科の協力を得て、臨床データを研究したところ、5本の指すべてをもんだほうが交感神経タイプも副交感神経タイプも白血球のバランスが整う、という結果が得られました。

- パターン1（薬指だけもむ）→交感神経が優位になりすぎる人も（リンパ球の比率が下がる）
- パターン2（薬指以外の4本の指をもむ）→副交感神経が優位になりすぎる人も（リンパ球の比率が上がる）
- パターン3（5本の指すべてをもむ）→生命力が大幅にアップ（白血球数、リンパ球数がともに大幅に増大）

2006年に以上の結果を発表し、5指すべてをもむ指導に変わりました。

第4章

病気と自律神経のメカニズム

自律神経ってなに？

「活動」と「休息」の2つのはたらき

なにも意識しなくても、全身のはたらきをコントロールしている神経があります。それが自律神経です。**自律神経は「交感神経」と「副交感神経」からなり、人間が生命活動を維持するうえでの基本システム**となります。

全身のはたらきには「活動」と「休息」の2つがあります。**交感神経は、昼間、活動しているときや興奮しているときにはたらきます。**心臓の拍動を高めて、血管を収縮させ、血圧を上昇させます。

副交感神経は、就寝しているときや食事中など、リラックスしているときにはたらきます。このときに内臓が活発にはたらき、体に溜まった老廃物などの排泄が促進されます。

自律神経のバランスのくずれが病気につながる

この交感神経と副交感神経は、つねにシーソーのような関係にあります。この2つのバランスを保つことがとても大切です。もしもどちらか一方がはたらきすぎると、体の不調を招きます。

交感神経と副交感神経のバランスのくずれで、病気はおこります。

両者がバランスよくはたらくことで、健康が維持されるのです。

爪もみには、交感神経と副交感神経のバランスを保つ作用があります。

自律神経は、ウイルス、細菌などを発見すると退治する「白血球」の数も調整しています。白血球の数が多すぎても、少なすぎても、病気にかかりやすくなります。

一晩寝ないと10歳老ける？

免疫力が高い理想的なバランス

白血球には、顆粒球、リンパ球、単球という3種類があります。
そして、白血球の約95％を顆粒球とリンパ球が占めています。
この2つのバランスが重要です。どちらかにバランスが偏ると病気になるのです。
免疫力が高い、理想的な顆粒球とリンパ球のバランスの数値は次のとおりです。

● 顆粒球　54～60％
● リンパ球　35～41％

副交感神経が優位だと、リンパ球が増えます。
交感神経が優位だと、顆粒球が増えます。

爪もみで夜勤の看護師さんの6割以上が症状改善

血液中を流れる白血球の種類や数は、1日の時間帯や季節、天気によっても変わります。気圧や温度、時間帯、環境が変化しても、**わたしたちの体を「一定の状態に保つ」ために自律神経が白血球をコントロールしているのです。**

夜になると眠くなり、心臓のはたらきが穏やかになり、消化管のはたらきを活発にして心身がリラックス状態になっていきます。

もし、休息しなければならない夜に活動したら、どうなるでしょう？

そこで、深夜勤務を終えた平均年齢34歳の看護師さんたちの血液を調べてみました。するとと、1回の深夜勤務のあとの白血球の数値は、顆粒球が約10％増加し、リンパ球が10％減少していました。顆粒球は、加齢とともに増加しやすくなります。

つまり、「一晩寝ないと10歳老ける」ほど、顆粒球が増加する、ということです。

看護師さんを対象に、爪もみを実践してもらったところ6割以上の方にその効果があらわれました。夜勤によるストレスによって乱れていた自律神経が整えられたからです。

交感神経が優位すぎておこる症状

わたしたちの体は、なぜ病気になるのでしょうか。

その原因が「過度のストレス」と「ストレスが少なすぎること」の2つです。

過度のストレスは病気を招く

飲みすぎ、食べすぎ、働きすぎ、薬の飲みすぎなど、これらはすべて体にとって過度のストレスとなります。

交感神経が緊張した状態がつづくと、アドレナリンが分泌され、その結果、次の3つの悪が発生し、病気の原因となります。

1　血流障害

交感神経優位の状態がつづくと、血管が収縮して血流が悪くなり、体内に痛み物質と発がん物質が溜まります。

2　活性酸素・顆粒球の増加

交感神経に偏りすぎた生活によって、増えすぎた顆粒球が放出する活性酸素で、組織が破壊されます。

3　リンパ球の減少

免疫力が低下するため、感染症や風邪にかかりやすくなります。がん細胞はだれもがもっている細胞ですが、この増殖を抑える力が落ちるので、がんの原因にもなります。

ストレスが少なすぎても病気になる

運動不足やメリハリのない生活などによって、副交感神経に偏りすぎても病気になります。これについては、128ページで詳しく説明します。

自律神経が乱れるとがん細胞が増殖する

だれにでも毎日100万個のがん細胞が生まれている

わたしたちの体は、37兆個もの細胞からできています。

これらの細胞が寿命を迎えるとコピーされ、90日から120日くらいのサイクルで新しい細胞へと定期的に入れ替わります。それが新陳代謝です。

しかし、細胞のコピーはいつもうまくいくわけではなく、ミスコピーをおこします。

この細胞のミスコピーが「がん細胞」の始まりです。

人の体内では、毎日100万個ものがん細胞が生まれているともいわれています。

しかし、実際にがんになる人もいれば、ならない人もいます。

なぜ、がんになる人とならない人がいるのでしょうか。それは免疫力の差です。

がん細胞を消滅させるリンパ球パワー

交感神経が優位になると顆粒球が増え、副交感神経が優位になるとリンパ球が増えます。どちらかが過剰に増えると、それぞれ特有の疾患を誘発します。

交感神経が優位になると、顆粒球が増え、リンパ球が減少します。

リンパ球が35％以下になると、活性酸素が増え、肌がくすんできます。

リンパ球が30％以下になると、組織障害がおこり、がんを発生しやすくなります。

リンパ球が20％近くになると、がん細胞が増殖しやすくなります。

がん患者の多くは、リンパ球が30％以下の免疫抑制状態です。

体内の活性酸素の7～8割は顆粒球が放出したもので、増えすぎるとその強力な酸化力で臓器や血管などに障害を引きおこします。

爪もみは、免疫力が高い理想的なバランスである、「顆粒球54～60％」「リンパ球35～41％」に白血球を整えます。

風邪は体の毒出しである

風邪は免疫力を高めるチャンス

「風邪は万病のもと」とはよくいわれることです。

細菌やウイルスは空気中にたくさん存在していますが、風邪にかかる人とかからない人がいます。それはなぜでしょうか。

それはリンパ球の数の差です。

健康な人のリンパ球の比率は35～41％ですが、自律神経のバランスがくずれると、リンパ球が減ってしまいます。


風邪の症状である悪寒や頭痛、関節の痛み、筋肉の痛み、せき、たん、くしゃみ、発熱、のどの痛み、鼻水など、これらの反応はすべて、体に溜まった毒を出し、リンパ球を正常な数にもどそうとする反応です。

風邪と闘うことで抵抗力がつく

ウイルスが口や鼻から侵入し、その粘膜上で繁殖すると風邪に感染します。すると、白血球中のリンパ球がウイルスを抗原と認識し、抗体をつくってウイルスと闘います。

このとき発熱によって、ウイルスと闘うリンパ球が活性化され、リンパ球はより強化されます。

子どもをもつお母さんたちは、インフルエンザをおそれますが、子どもの白血球中にはウイルスと闘うリンパ球がたくさん含まれています。

風邪は、リンパ球を強化し、免疫力を鍛えて強くするチャンスです。

発熱したら、体を温かくして発汗を促して熱を出しきると、ウイルスは死滅します。

白血球は、体温が平熱よりも1度下がると30％以上はたらきが低下します。

また体温が1度上昇すると、白血球は5～6倍はたらくといわれています。

肩こりは自律神経の乱れが原因

過度なストレスで肩こりになる

肩こりも、すべての病気の始まりです。

わたしが知る限り、病気の人で肩こりのない人はいません。

肩こりは、「毒が溜まってきましたよ」「自律神経が乱れていますよ」「血流が悪いですよ」というサインです。

肩こりは、体のもっと深い部分に疾患がおきているサインの場合もあります。

肩こりがおきているとき、体の内部にも同じようにこりがおきている、ということがあるのです。

たかが肩こり、とあなどってはいけません。

肩こりがおこるしくみは万病に通じる

肩こりは次のようなしくみでおこります。

ストレスによって交感神経が過度に緊張すると、アドレナリンが過剰に出る。

←

アドレナリンは、生命の脅威を感じたときに分泌される脳の神経伝達物質。アドレナリンは、呼吸を速め、心拍数を上げ、交感神経をさらに興奮させる。頭に血がのぼり、頭熱足寒の状態になる。

←

血管が収縮して、血流障害と虚血状態が引きおこされる。

←

痛み物質や活性酸素といった老廃物（毒）が溜まる。

←

肩こりになる。

シミ、しわ、くすみは活性酸素増加のサイン

肌は血液をうつす鏡

病気の90％は活性酸素が原因だともいわれています。

活性酸素が増えると、肌は乾燥してくすみ、きめが粗くなります。

シミ、しわ、くすみも、活性酸素が体内に増加しているサインです。

皮膚は大切な解毒器官の1つであり、肌が弱ると体全体の解毒力が下がります。


わたしたちの体はストレスがかかると、交感神経が優位になります。

しかし、交感神経が過度にはたらきすぎると、活性酸素が増加して老化を促進させることになります。

活性酸素は、細胞を老化させます。細胞が老化すると、さまざまな器官に大きなダメー

ジを与えます。

血管も傷つき、そこにコレステロールが溜まって、血液の流れが滞り、血液が汚れます。

その血液の汚れは、皮膚にもあらわれます。

いわば、肌は血液をうつす鏡ともいえるのです。

爪もみで自律神経のバランスを整えれば、肌はきれいになり、解毒力も上がります。

交感神経優位の状態がつづくことによっておこる炎症

そのまま進行して組織破壊による炎症がおこると、次のような病気を引きおこします。

- 高血圧、脳こうそく、心筋こうそく
- がん
- 胃かいよう
- 痛風
- 肝炎、肝硬変

朝起きられないのは、病気の始まり？

明らかな病気しか医師は診断できない

不調を感じて病院をおとずれ検査しても、「べつに悪いところはありません」といわれることがあります。

検査で異常はないけれど、なんだか具合が悪いという状態が「未病」です。「未病」の状態を無視して、病気になるまでわざわざ待つのは賢明ではありません。「未病」は、自律神経（血流）が狂い始めたサインです。

自律神経は、呼吸や消化、体温調整、内分泌機能などのはたらきをコントロールし、免疫の要である白血球数のバランスを調整しています。

そのバランスがくずれると全身の機能に支障をきたします。

未病の代表的な症状

みなさんには次のような「未病」の症状はないでしょうか。

- めまいや耳鳴りがある。
- よく眠れない日がつづいている。
- 朝起きられない。寝ても寝たりない。
- だるい。やる気が出ない。
- 手足が冷える。
- よく下痢や便秘をする。
- 顔だけ汗をかく。または手足だけ汗をかく。
- 汗をかけない。
- 肩こりや腰痛がなかなかよくならない。
- 不安になりやすい。

これらの「未病」の症状のある方は、ぜひ、爪もみで早めに病気の芽をつみましょう。

副交感神経が優位すぎておこる症状

リラックスしすぎも病気を招く

副交感神経が優位すぎても病気になります。

副交感神経が優位な状態がつづくと、アトピー性皮膚炎や、ぜんそくなどのアレルギー性の病気にかかりやすくなります。

副交感神経が優位になりすぎて、おこるがんもあるのです。

リラックスしているときに優位になる副交感神経は、筋肉の緊張をゆるめて血管を広げ、栄養や酸素、熱を体の細胞一つひとつに運び、老廃物や疲労物質などの毒をスムーズに排出させます。

しかし、血管が拡張しすぎると、血の巡りが悪くなります。また、体に水が溜まり、冷えやすくなります。

副交感神経が優位すぎる状態になる原因として考えられることは、次のとおりです。

- 運動不足
- 食べすぎ、飲みすぎ、眠りすぎ
- 自分を甘やかしすぎる生活（ストレスのなさすぎる生活）
- メリハリがない生活、日差しをあびない生活

副交感神経が優位すぎると、次の3つの弊害が生じます。

1　血管が拡張しすぎて血が巡らず、毒が溜まる

出しきれない毒が溜まりアレルギー反応を助長します（詳細は次ページ参照）。

2　免疫過剰により、発熱や炎症がおこる

免疫がはたらきすぎ、食べ物や花粉などに過剰に反応しやすくなります。

3　ストレスへの耐性、抵抗力が弱まる

ストレスに弱くなり、疲れやだるさを感じやすくなります。

花粉症とうつの意外な関係

副交感神経が優位すぎておこるアレルギー疾患

目のかゆみ・鼻水・鼻づまり・微熱は、体がおこす毒の排泄作用です。副交感神経が優位になると、花粉などのちょっとしたストレスにも過剰に反応してアレルギーがおこります。

花粉症は、副交感神経が優位な体質の人におこる病気です。

花粉症に対して処方される薬には2種類あります。

一つは「交感神経刺激薬」です。

もう一つは、「副交感神経遮断薬」です。

これらの薬は、いずれも副交感神経のはたらきを抑え、交感神経を興奮させるものです。

しかし、そもそも薬自体が体にとって毒であり、さらに副交感神経を抑えすぎると免疫は破壊されます。

免疫過剰型で副交感神経が優位なうつ（現代型うつ病）の特徴

リンパ球増加が原因でおこる気管支ぜんそく、アトピー性皮膚炎、食物アレルギーは、免疫過剰型の副交感神経タイプの病気です。

免疫過剰型で副交感神経タイプの人は、ストレスに弱く、うつ状態になりやすくなります。

「現代型うつ病（別名・新型うつ病）」では、次のような症状が出ます。

- やる気が出ない。なにもやりたくない。
- ストレスに過剰反応しやすく、疲れやすい。
- 眠さやだるさが強いことによって精神が萎える。つねに眠気を感じる。

がんばりすぎて、自律神経を壊す交感神経タイプの従来のうつと違い、この現代型うつ病は、飽食の時代の問題をうつす鏡ともいえるのではないでしょうか。

気血免疫療法会 VE&BI治療院の症例より

症例1 白血病（バーキットリンパ腫）から全快（50代・女性）

病状の進行が早く、余命宣告を受ける

2013年7月、体に紫斑が見られるようになり、白血病と診断された女性の症例です。入院治療として2014年7月までに、抗がん剤治療を6クールほどおこない、体に大きなダメージを受けていたようです。40歳ころにも乳がんにかかった経験をもち、そのときも放射線治療に加え、ホルモン剤療法をおこなったそうです。

バーキットリンパ腫とは、大人の白血病では1～2％にしか満たない珍しいケースです。腫瘍ができやすく、病状の進行が早いのが特徴で、厄介な疾患とされています。

2014年7月に臍帯血《さいたいけつ》移植をおこなうも、移植からわずか9か月で髄外再発があり、これ以上の抗がん剤治療は効果がなく、なす術《すべ》がないとの結論に達し、余命は週～月単位であることを医師から宣告されました。

治療開始後、すぐに好転反応があらわれる

２０１５年７月前半に初めて当院の勉強会に参加。そのときに彼女の持つ人間的な力を感じ、わたしは次のように伝えました。

「こんなに気持ちも元気で、活発で、とても死ぬなんて思えません。現代医療ではもうなす術がないというだけの話で、現代医療がすべて真実とは限らないですよ」

ここで、「こんなに元気で、本当に死ぬと思いますか？　そんなわけないですよね」と、お互いが共通の気持ちをもちました。

２０１５年７月後半、当院での治療開始。くすんだ顔色がどんどん明るくなり、ガチガチだった体が柔らかくなり、髪の毛の生え方もしっかりしてきました。急に下痢などの症状がおきることに不安を感じていたので、それは治療による好転反応ですよ、とお伝えしました。

２０１５年８月。背中のこりがゆるまり、体が軽く感じられるように。口のまわりに湿疹が出ますが、すぐにおさまるようになりました。

ところが、４回目の治療後、右頸部のリンパが腫れ、38度の熱が出ます。

1か月間のアメリカ旅行へ出られるほどに回復

じつは、熱や湿疹などはすべて、治療による瞑眩《めいげん》（好転反応、デトックス）です。

２０１５年９月。咽喉の痛みもおさまり、リンパの腫れも引き、肌はどんどんきれいになっていきます。９月末、白血球が６７００までに上昇し、リンパ球も34％になりました。白血病の人が高値を示すＬＤＨの数値も正常値に入り、白血病発症以来、初めてのことと彼女はよろこび、自分の体に対してどんどん自信をもてるようになりました。

２０１５年10月。血液数値はよくなりましたが瞑眩はつづき、この月にも40度の熱をくりかえします。さすがに再発かもしれないと、病院に行くと、なんと「あなたは白血病ではありません」と医療機関で診断されたのです。しかも、月末には1か月間のアメリカ旅行へ出かけるなど、人生を楽しむ余裕ももてるようになります。

２０１５年12月。肌の色ツヤがよくなり、30キロ台だった体重も40キロ台に。免疫力が上がり、白血球６０００、リンパ球32％へ。体調がよいため、週1回ペースだった治療を2～3週間に1度に減らしました。彼女の治療は、いまも継続中です。

症例2 高血圧症がみるみる改善（70代・男性）

最高血圧が207の超交感神経優位の状態

2015年1月後半初診の高血圧症の76歳の男性の症例です。
3年の間に徐々に血圧が上がり、とくに朝の血圧が上がりやすい状態でした。

数値は、最高血圧が207、最低血圧が96。

自宅用の測定器では、測定不可能なこともあるほど、上が200オーバーの状態がつづきました。

血液数値は、白血球5020、リンパ球8・8%。

これは、リンパ球が大幅に減少する高血圧症の典型的な傾向で、交感神経が過剰に優位になった「超交感神経優位の状態」です。

4か月たらずで朝でも上が140台に

この男性は、顔や頭皮に強い赤みが見られました。手足はかなり冷えて青白く、血行の悪い虚血状態でした。そこで2週間に1度のペースで治療を開始しました。

2回目の治療で頭、顔の赤みがおさまり、冷えが少しゆるまって、血の気がなかった手足に赤みがさすようになりました。それまで、体の「こり」に対する自覚がほとんどゼロでしたが、体がゆるんで痛みに敏感になり、足に重だるい感じが出てきました。

3回目の治療では、額の強い赤みが抜け、凍ったように冷たく硬かった手足の皮膚に柔らかさが増しました。

3月、朝の血圧は上が150台まで下がります。背中のこりも徐々にゆるまり、皮膚に柔らかさが少しずつ増してきます。

4月、2週間に1回のペースだった治療を、5月からは月1回のペースに。5月には朝でも上が140台になり、夜は平均が120を保てるようになりました。

この70代男性にも、家庭でできる療法として爪もみを実践していただきました。

症例3 全身アトピーの赤ちゃんがつるつる肌に（生後5か月・男の子）

赤ちゃんに笑顔が出るようになった！

２０１４年８月に生まれた男の子の症例です。生後２～３か月から眠りが浅く、便秘体質で、よく顔をゴシゴシかいていました。病院で「重度のアトピー」と診断され、このときにわたしの治療院をおとずれました。

週１回治療をつづけて約３か月目の２０１５年３月。アトピーは見ちがえるほどよくなりました。症状は、良い→悪いをくりかえしつつも、確実に改善。便通が増え、紫色になるほど冷えていた手足が温かくなりました。

お母さんは、「息子に笑顔が出るようになったのが一番うれしかった」といいます。このお母さんにも、ホームケアとして赤ちゃんへの爪もみを実践していただきました。

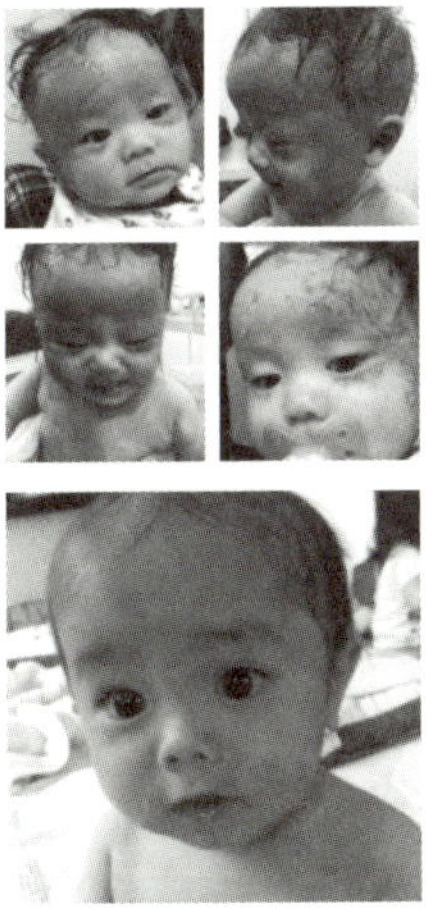

▲写真上は治療前、写真下は治療後の赤ちゃんの様子

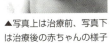

コラム4

玄米は日本人にとって基本の主食

日本人は、古くから米を主食としてきました。

健康のためには、まず主食である穀物のとり方を見直しましょう。

昨今、糖質（穀物などの炭水化物）を制限するダイエットがさかんですが、糖質を絶てば体に糖質に対する耐性がなくなり、糖質を吸収しやすくなります。

また、日本人の食習慣からかけ離れた無理なダイエットをしても、いずれリバウンドするか、体を壊すかのどちらか。

大切なのは、糖質をどうとるか、です。

まずは、血糖値をすぐ上げる精白した糖質（白米や砂糖）をひかえましょう。

そして、玄米は栄養バランスもよく、日本人にとって最良の主食です。消化に時間がかかるため、血糖値の急上昇も抑えられます。

主食を玄米に切り替えるだけでも、体調はかなりよくなります。

第5章

免疫力アップ生活法

爪もみの効果をさらに高める生活習慣

効果を上げる5つの生活習慣

治療院にいらした患者さんにいつもアドバイスしている5つの健康法があります。

「爪をもめばあとはなにをしてもいい」というわけではありません。病気を招いたそれまでの生活習慣を変えなければ、いずれまた同じような病気をくりかえします。

次に紹介する5つの健康法は、より総合的に血流と自律神経を整えて、免疫力を高める効果が期待できるものです。

1　運動を楽しむ

自律神経を鍛えて、正常なはたらきをとりもどす運動は、ウォーキングやサイクリング、ヨガ、水泳といった有酸素運動がおすすめです。

運動量は、「少しつらいけど気持ちいい」くらいがいいでしょう。

血行がよくなり、汗をかくことで疲労物質や老廃物などの毒が排出されやすくなります。さらに内臓のはたらきも活発になって、いいことずくめです。

人間の体は疲れると、縮こまりやすくなるので、ストレッチで伸ばすこともおすすめします。よく体を伸ばして、血流の通り道をしっかりつくってあげましょう。

2　よく笑う

免疫は、「笑う」ことと密接な関係があります。

リウマチの患者さんに落語を聞いてもらって唾液を調べると、免疫を制御するコルチゾールなどのストレスホルモンが鎮痛剤1週間分に相当するほど減少したと報告されています。**生活を楽しみ、よく笑いましょう。**

3「お風呂を楽しむ」、**4「バランスのよい食事を心がける」**、**5「思考を変える」**については体質によって少しやり方が異なります。

次のページで体質チェックをおこない、144ページから詳しく紹介する健康法を爪もみとあわせて、自分の体質に合った最適な方法で実践してみましょう。

体質チェック

2つの体質は、さらに4つに分類できる

交感神経タイプと副交感神経タイプをさらに詳しく見ると、体質は4つに分類されます。

わたしがおこなう治療のベースは東洋医学ですが、その基本は「陰と陽」の概念です。男と女、昼と夜、太陽と月があるように、万物はこの陰と陽でなりたっています。

自律神経もまったく同じで、「陽」が交感神経、「陰」が副交感神経と考えます。大切なのは、どちらかに偏りすぎず、ゆれ動きながらも「中庸」を保つこと。

たとえば肌の感じでいえば、「陰」に偏りすぎると、水分が増えて肌は白く水っぽい質感になります。これが副交感神経優位の体質です。

「陽」に偏りすぎると、活動量が多く、熱で水分が奪われ、活性酸素が出やすくなるので、肌はくすみ、乾燥してゴワつき感が出てきます。これは、交感神経優位の体質です。

あなたの肌の色と肌質は？

肌質と肌の色を見ながら、ピンク、青白、赤黒、グレーのどのタイプなのか自己診断してみましょう。

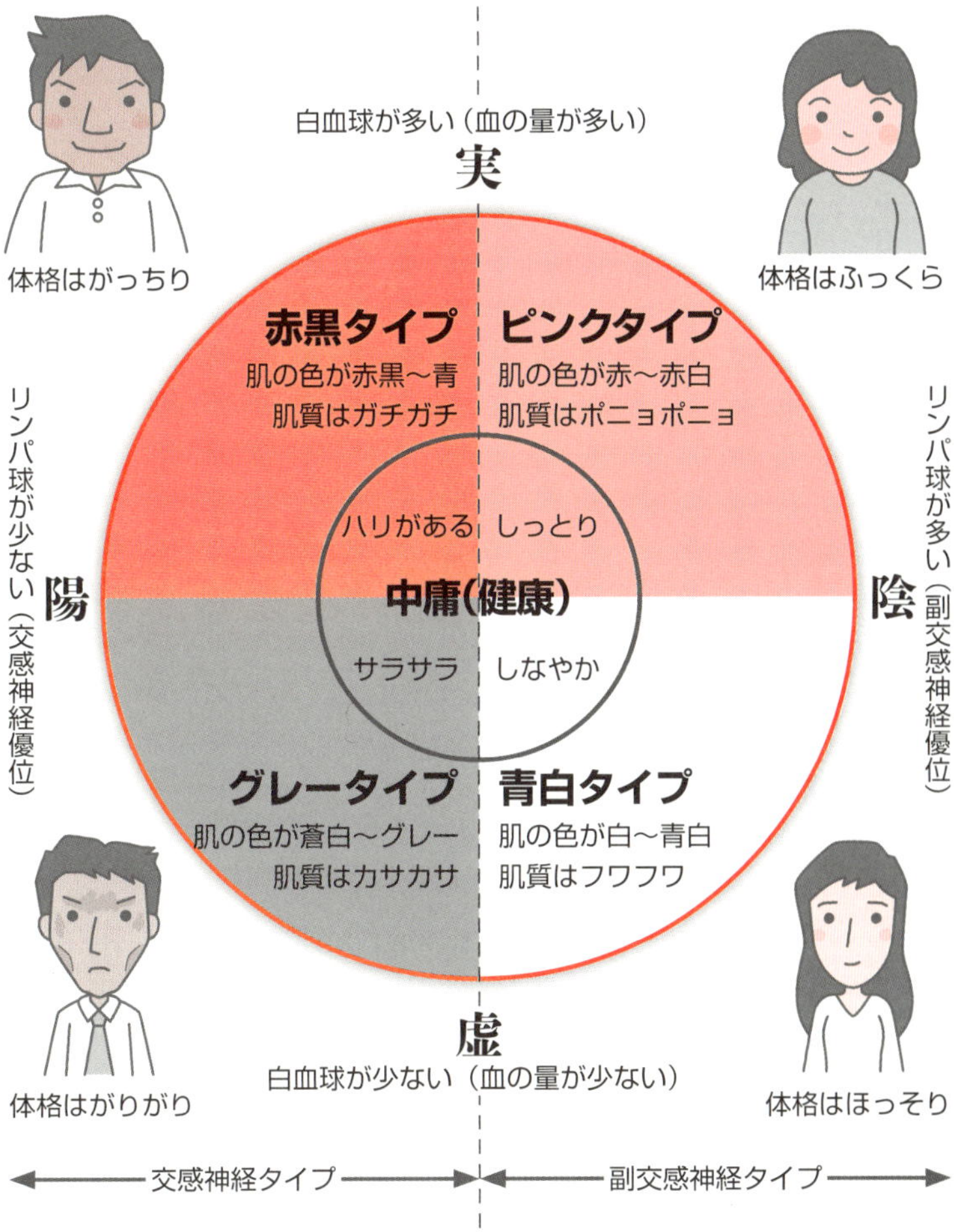

ピンクタイプ　口ぐせは「疲れた」。怠けるのが大好きな脂肪体質

食欲があり、甘いものや炭水化物が大好き。好きなこと以外には、基本的にスロー。水分が多く、代謝がよくないので、むくみやすく、太りやすい体質です。

重だるさや眠気におそわれやすく、ついついなまけてしまう傾向も。だらだらするのが大好きなぐうたらタイプで、口ぐせは「疲れた」。性格は温厚です。

もともと免疫は強いので、病気になっても治りやすく、重い病気にかかりにくいのですが、花粉症などのアレルギーをもち、うつになりやすい傾向にあります。

脂肪体質で筋肉量が足りないので、運動して代謝を上げれば中庸に近づいていきます。

〈アドバイス〉

- むくみやたるみがおきやすいので、冷たい飲み物はひかえる。
- 精白したものや甘いもの、脂肪の多い乳製品をひかえる。
- 果物、生野菜、夏野菜はひかえ、火を通したものを中心に。

青白タイプ

見た目はきれいな繊細系だが、冷え冷え毒溜め体質

体力がなく、栄養吸収や消化力が弱いので、すぐにお腹を壊しがちです。

辛いものが苦手で、刺激物など体に負担がかかる食べ物は、体があまり受けつけません。**血圧が低いため、疲労感、体力不足を感じやすい傾向にあります。水分はあるのに、熱量が少なく、もっとも冷えを感じやすい傾向にあります。**

また、血液量も少なく、血液を全身にまわす力も不足がちです。無理な運動やサウナなどで急激に汗をかくと、体力を消耗するので注意しましょう。**肌のきめは細かく、見た目はきれいですが、排毒力が弱く、毒を溜めこんでいる可能性があります。**

〈アドバイス〉

- ウォーキングやヨガなど、ゆったりとした運動で徐々に体力をつける。
- 冷たいものの飲みすぎを避ける。
- 水分の多い夏野菜、バナナやキウイなど南国系のフルーツ、砂糖を避ける。

赤黒タイプ

疲れ知らずの行動派だが活性酸素が発生しやすい体質

肌にハリがあり、骨格がしっかりしていて、固太りする体質です。食べ物に好き嫌いがなく、行動力があり、バイタリティにあふれています。

行動量にともなって大食漢が多く、暴飲暴食などもしばしば。

代謝はよいのですが、活性酸素が発生しやすく、熱が溜まって血液が酸化しやすい傾向があります。不摂生すると毛穴がつまって皮脂が溜まり、吹き出物につながります。肌に赤み・くすみが出やすく、脂性にもなりやすいタイプです。

〈アドバイス〉

- 老廃物を外に出すためにもよく汗をかく。
- 野菜を多くとると酸化を防げる。
- 陽性の肉や塩分、脂肪分、辛いものなどの刺激物はひかえる。
- 長く加熱する調理法より、「蒸す・煮る」のほうが体を興奮させない。
- 筋肉がつきすぎると体が硬くなり、毒が出にくくなるので運動はほどほどに。

グレータイプ　神経質でなんでもがんばりすぎる空まわり体質

交感神経が優位で、なにごとにもまじめに一生懸命がんばりすぎます。気が張っているので不眠症になりやすく、疲れていてもがんばりつづけ、体力を消耗し、結局は空まわりする悪循環に陥りがちです。

菜食主義など、厳格すぎる食事療法や過度の運動などで、極端にストレスがかかると、体力をうばわれてやせてしまいます。性格は神経質になりやすいのが特徴です。肌は乾燥しやすく、くすみやすい傾向にあります。

〈アドバイス〉

- あまり1つのことに集中しすぎない。多様性をもち、他人の価値観を受け入れる。
- 食事は過度な塩分を避ける。
- 温かく消化のよいものをとり、体をゆるませる。
- 断食など強い極端なやり方は避ける。

体質別のお風呂の入り方

副交感神経が優位になるバスタイム

お風呂には、「血流をよくする」「自律神経のバランスを整える」「デトックス（毒出し）をする」の3つの効果があります。

夜のバスタイムは、1日のなかでもっとも副交感神経が優位になりやすいときです。お風呂で疲れた体をリセットし、生まれ変われるほどの深い眠りを手にしましょう。

また、爪もみをしてから入浴すると、デトックス作用が高まります。シャワーだけではなく、しっかり湯船につかって体を温めましょう。

ただし、長時間、首までつかるのはおすすめしません。

基本は胸の下までがベターです。1日、頭を使って活動すると、血流は頭など上部に滞りがちです。血流を下半身や末端までしっかり巡らせましょう。

体質によってお風呂の入り方は変わる

温度や時間など、適切なお風呂の入り方は、体質によって異なります。

体にいいからと、ぬるいお湯にがまんして入る人がいますが、ぬるすぎるお湯に無理して入るのもストレス。それではますます自律神経を壊してしまいます。

季節や体調によって、温度の感じ方は変わります。「気持ちがいい」とほっこりできるときが本当に自律神経がよろこんでいるとき。それが免疫力が上がっている状態です。

青白タイプ、グレータイプは、汗をかきすぎると消耗するので、長くお風呂につかりすぎないようにしましょう。

- ピンクタイプと赤黒タイプ　体力も血流量も多いので、しっかり汗をかく入浴でもＯＫ。
- 青白タイプとグレータイプ　体力も血流量も少ないので、うっすら汗をかく程度の入浴を。

自律神経のバランスを整える食事法

欲するままに食べてはダメ

疲れたり、イライラしたりすると、無性に甘いものが食べたくなったり、暴飲暴食をしてしまいがち。これは自律神経が一時的に交感神経に偏りすぎてしまったために、体が副交感神経に引きもどそうとするはたらきによります。

しかし、このように感情にまかせて極端な食べ方をしていると、いずれ自律神経のバランスはくずれて病気を招いてしまいます。

感情にまかせて食べるのでなく、体質に合わせて自律神経のバランスを「中庸」のまん中のゾーンにもっていこうとする努力が大切です。

バランスのよい食事とは、体を中庸にもっていってくれる次のようなものです。

体質別のひかえたほうがよい食品
（体質にかかわらずジャンクフード、添加物はNG）

赤黒タイプがひかえたほうがよい食品

- 体を興奮させる刺激物（こしょう、にんにく、唐辛子など）
- コーヒーなど、カフェインの強いもの
- 過剰な動物性食品、塩分の強いもの

※なるべく野菜を多めにとって体の酸化を防止しましょう。
※硬く焼いたパンなど、強い火を通したものはひかえめに。

ピンクタイプがひかえたほうがよい食品

- 脂肪分の多いもの
- 乳製品
- 精白食品（小麦粉、白砂糖、白米など）
- いも類

※軟らかいものばかりに偏らず、根菜など噛みごたえのあるものも食べましょう。

体を中庸にするバランスのよい食事の配分
基本的に精白した糖質は食べない

- 炭水化物（全粒穀物）　50%
- 野菜　30%
- 海藻類　10%
- たんぱく質（肉類・魚）　10%

グレータイプがひかえたほうがよい食品

- 干し魚、スルメなどの塩分が凝縮しているものや、水分の少ないもの
- 過剰な根菜類

※玄米は消化に負担がかかるので、おかゆなどにして食べましょう。
※陽性が強いものに偏りすぎないことがコツです。

青白タイプがひかえたほうがよい食品

- フルーツ（とくに南国系のパイナップル、バナナ、マンゴー、キウイなど）
- ジュース（フルーツジュース、野菜ジュース、スムージーなど）
- 水分の多い野菜（きゅうり、トマト、なすなど）

※冷たい飲み物は避けましょう。水のがぶ飲みは厳禁です。

テレビでいわれることを鵜呑みにしてはダメ

その土地で作られた旬のものを、丸ごと食べる

テレビなどのメディアでは、「これで血圧が下がる」「これを食べるとやせる」といった食べ物が毎日のように紹介されています。

しかし、**どんな病気にもこれさえ食べればよくなるといった近道は存在しないのです。**

まずは「自然の流れにしたがう」。それが、あなたの体のバランスを調整してくれます。

基本は旬のもの、土地でとれたものを腹八分。飽食の現代は、もしかしたら腹六分でもよいのかもしれません。

トマトなど本来は夏の野菜も、いまではいつでも手に入りますが、冬に夏野菜を食べると体のバランスをくずします。冬は体を温めるものを食べる。これは基本中の基本です。

その土地でつくられた季節のものを、食材丸ごと食べましょう。自然の摂理にならうことが、健康への第一歩です。

玄米は生きている！

体を中庸にする食べ物の代表格である、玄米を例にとってもう少し説明しましょう。

精製された米、つまりわたしたちが普段食べている白米は、土に植えても腐ってしまうだけです。ところが玄米はどうでしょう。ちゃんと芽を出して成長していきます。

ジャンクフードや冷凍食品とはちがい、玄米は、まさに生きている食べ物です。その生命力こそが、わたしたちのエネルギーになります。

白いもの、添加物はひかえめに

ひかえるべき食べ物は、白く精製された砂糖や塩、小麦粉、食品添加物、化学調理料です。このような**精製食品に共通するのは、「自律神経の調整機能を狂わせる」ことです。**

イライラしたとき、白砂糖たっぷりのお菓子や、化学調味料たっぷりの味の濃い食べ物は一瞬、ストレスを解消してくれるように思えます。

白っぽい食べ物はだれもが「おいしい！」と感じるものが多く、食べやすいのですが、じつは体を冷やし、弱らせてしまいます。

白砂糖、ヨーグルト、白米、白く軟らかいパンは、別名「白い悪魔」ともいわれます。

白砂糖は体に吸収されやすいため血糖値が急上昇し、すぐに急降下するため、体は血糖値を上げようとして、再び甘いものが食べたくなってしまうという負のスパイラルを生みます。この血糖値の乱高下をくりかえすと、血管を傷つけやすくなります。

どうぞ甘い誘惑にひっかからないようにしてください。

免疫の反応が過剰なためにおこるアトピー性皮膚炎の人にも、おすすめできないのがこの精白食品です。

過剰な動物性食品や添加物などもすべて、自律神経を狂わせます。

冷え性の人には野菜ジュースやスムージーは×

美容にいいと話題になっているのがスムージーです。

野菜ジュースやスムージーは、一度にたくさんの量の野菜がとれてビタミンやミネラル、食物繊維や酵素などが効率よく摂取でき、「お肌がキレイになる」「ダイエットに効果的」「便秘解消によい」などといわれ、女性に人気です。

しかし、じつはこれは東洋医学の観点で見れば、決して体によいものとはいえません。

なぜなら、**野菜ジュースやスムージーは、食事とちがって咀嚼《そしゃく》しません。食事は、噛むことではじめて体のなかに栄養として吸収されます。**

噛むと、唾液に含まれるアミラーゼという酵素が栄養を分解するので、胃や腸でスムーズに消化吸収されるのです。

噛まないで胃に大量のくだいた野菜を送りこむことは、胃への負担が重いばかりでなく、**大量の冷やす物質を一気に体に入れることになり、冷えにもつながります。**

思考を変えて病気知らず

「調子がおかしいな」と思ったら中庸にもどす

みなさんの体質を143ページでチェックしていただきましたが、みなそれぞれちがった性質をもっています。

性質の特徴は「よさ」でもあり、「悪さ」にもなります。

なにごとも極端に走りすぎると、いずれ病気を招きます。

行きすぎたと感じたら「中庸にもどそう」と意識しましょう。それだけで、ずいぶん体は変わってきます。調子が悪いなと感じたら、151ページで紹介した「体質別のひかえたほうがよい食品」を意識してみてください。

少しひかえる努力をするだけで、不調へのブレーキをかけることができます。

具合の悪さは、極端にバランスがくずれたときにおこります。

そんなときこそ、**一歩ふみとどまって、「中庸にもどそう」という意識をもちましょう。**

思考を変えるお手伝いをする爪もみ

自律神経のバランスを整え、病気になりにくい体質へと改善するのが爪もみです。

仕事にせよ、食べ物にせよ、自分の体質に合っていなければ、自律神経が壊れていきます。自律神経が狂いきった先におこるのが、病気なのです。

そして、**考え方や思考のくせは、じつは自律神経に深く関わっています。**

「自分はこういうことが嫌い！」「これががまんできない！」と思っていても、自律神経がゆるんで副交感神経が優位になると、なんでもないことに感じられることもあるのです。

なにか一つのことに固執しすぎたり、あふれる情報に振りまわされたり、人の視野は知らぬまに狭くなっているものです。

そんなときに、爪もみを利用してみてください。

もんでいるうちに、ふっと心が楽になったりしますよ。

おわりに

わたしの父、爪もみ治療を考案した福田稔は「人間は治るようにできている」と信じ、言葉だけでなく自らの体を使って患者さんと向き合い、生きた臨床を重ねてきました。

その集大成として、晩年に確立したのがこの気血免疫療法です。

その生きた治療法に、わたしのもつ東洋的で感覚的な要素をおりまぜ、爪もみをベースに、血流や自律神経、免疫力のことをこの本で紹介させていただきました。

わたしがなによりも伝えたいのは、「もっと自分の体の能力を信じてほしい」ということです。

「薬を飲めばいい」「検査をすればいい」「医者にいわれたから」と、すべてが他人まかせでは体は泣いてしまいます。

健康法に関しても、「これをすれば治るんでしょ?」ではなく、もっと自分の体を感じる努力をすること。

自分の体のことを感じられる人は、自分以外にはいないのです。

薬などで体に化学的な負担をかけて、治る力を抑えてしまうのがいまの医療です。

薬物は感性も体も弱らせます。そして弱った先にあるのは、また薬です。

この悪循環に気づき、**「自分の体は自分で守る!」「自分の医療は自分で選ぶ!」**そんな考えが当たり前の世のなかになることを望みます。

爪もみをきっかけに自分の体にもっと興味をもち、感性をとりもどしていただければ幸いです。

鳴海　理恵

【監修】一般社団法人 気血免疫療法会（いっぱんしゃだんほうじん　きけつめんえきりょうほうかい）
臨床医・故 福田稔医師が確立した、免疫力を高めて病気を治す気血免疫療法の普及と発展、および後進の育成を目的として設立。脱薬・薬のいらない体づくりをめざし、人間に備わる自己治癒力を多くの人に実感してもらうため、気血免疫療法の治療院、セミナー・イベント運営等の活動をおこなう。
http://www.vebia.net/

【著者】鳴海　理恵（なるみ　りえ）
気血免疫療法会VE&BI治療院院長。一般社団法人 気血免疫療法会、理事。福田稔の長女であり、鍼灸・あん摩マッサージ指圧師、食事療法研究家。成城大学文芸学部英文学科卒業。アメリカのクシインスティテュートにてマクロビオティクスを修得。その後、鍼灸・あん摩マッサージ指圧師の資格を取得。「免疫力こそ人間がもつ本当の薬」をモットーに、体の自然治癒力を引き出す治療で効果を上げている。

カバー＆本文デザイン　office OZZC　　執筆協力　広瀬美佳子
カバー＆本文イラスト　坂川由美香　　編集　株式会社オメガ社

本書の内容に関するお問い合わせは、お手紙かメール（jitsuyou@kawade.co.jp）にて承ります。恐縮ですが、お電話でのお問い合わせはご遠慮くださいますようお願いいたします。

1回10秒でぐんぐん毒が出る　**効く！ 爪もみ**

2016年6月20日　初版印刷
2016年6月30日　初版発行

著　者　鳴海理恵
監　修　一般社団法人 気血免疫療法会
発行者　小野寺優
発行所　株式会社河出書房新社
〒151-0051　東京都渋谷区千駄ヶ谷2-32-2
電話03-3404-8611（編集）　03-3404-1201（営業）
http://www.kawade.co.jp/
印刷・製本　三松堂株式会社

Printed in Japan
ISBN978-4-309-28580-1